El nuevo libro del masaje

para el cuerpo y las emociones

El nuevo libro del
masaje
para el cuerpo y las emociones

Juan José Plasencia

Relajación y equilibrio emocional
a través de las técnicas del masaje tradicional

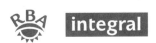

El nuevo libro del masaje para el cuerpo y las emociones

Autor: Juan José Plasencia
Edición y maquetación: Edicions la Mola
Fotografías de cubierta e interior: Marc Costa, Age Fotostock, Image Bank, PhotoDisk, Stone
Diseño de cubierta: Enric Muñoz
Fotomecánica: Aura Digit

© del texto: 2001, Juan José Plasencia
© de la presente edición: 2001, RBA Libros, S.A.
Pérez Galdós, 36
08012 Barcelona
www.rba.es
rba-libros@rba.es

Ref.: GO-64 / ISBN: 84-7901-735-X
Depósito legal: B-39.692-2001
Impreso y encuadernado por: BIGSA

A María Eugenia,
te siento entre las manos
y como un susurro de agua
me llenas de luz.

Índice

Introducción

El masaje es una vivencia que nos integra con el otro en una especie de sentimiento oceánico, inmenso, donde se extinguen las propias pretensiones. Nos abandonamos y el ropaje de las resistencias cae por su propio peso. Esta experiencia alcanza la otra orilla de las palabras y nos introduce en una consciencia que rompe los ángulos de nuestra naturaleza humana, armonizando el cuerpo con la mente y el espíritu. Sentimos que el cuerpo se aligera, se destensa, las corazas musculares se desarticulan y los pensamientos ya no luchan, sino que fluyen, reconociendo palmo a palmo, en la piel, lo más profundo. Nos entregamos como niños al maravilloso momento y, aunque surjan oscuros sentimientos, incluso éstos se desvanecen como hojas que caen de los árboles: la soledad, el dolor, el cansancio, los miedos y la angustia desaparecen. Nos relajamos bajo las manos afectuosas, que contornean como el agua tibia nuestro cuerpo y manchan de luz los espacios oscuros de nuestra sombra. Percibimos un resplandeciente calor interior que nos alimenta en una apacible liviandad íntima, acaso un recuerdo de nuestra vida intrauterina.

Las terapias corporales, que desde tiempos remotos han acompañado a la humanidad en diferentes culturas, nos permiten acceder o retomar el contacto con el cuerpo y nos ayudan a desmantelar las tensiones reprimidas tanto consciente como inconscientemente.

Algunas terapias físicas resultan eficaces para superar los estados de ansiedad y el estrés, y para aliviar las dolencias comunes, ya que se enfocan más allá de un síntoma, con la intención de ahondar en lo más profundo del ser, y así conocer y comprender la relación que existe entre el estado actual y las experiencias vividas.

El masaje que presentamos en este libro busca desarmar la estructura que nos oprime y que no deja florecer la sublime vida interior, que reclama manifestarse con la naturalidad del viento y las mareas. Está enfocado a los aspectos psicofísicos, y nos ayuda a liberar los bloqueos existentes, tanto a nivel físico como energético, restableciendo el flujo de energía y permitiéndonos ser más conscientes, no sólo de lo que ocurre en nuestro interior, sino también en el exterior. De esta forma nos será posible moldear mejor nuestra vida y otorgarle a nuestra existencia una mayor profundidad y sentido. Es una poderosa sensación, en la que no existe más que la luminosidad y la sublime ingravidez.

Uno se encuentra en una disposición de felicidad serena, de gozo interior, en un delicado y suave mundo, que nos permite percibir que formamos parte de un todo. Este sentimiento nos invade, nos posee, nos colma y nos hace sentir reconocidos, desde lo más profundo de nuestro ser, en las manos que nos tocan.

Cómo *utilizar este libro*

L NUEVO LIBRO DEL MASAJE está pensado para que sea asequible a los lectores que se inician en el mundo del masaje y las terapias corporales, pero también está concebido para que sea útil y aporte conocimientos a todos aquellos que ya conocen otras técnicas corporales distintas a la que aquí se describe.

En la primera parte se hace un recorrido general de los fundamentos de este masaje para el cuerpo y las emociones, y todo lo que hay que tener especialmente en cuenta para adentrarse en su mundo.

En la segunda parte se describen los preparativos previos a la sesión de masaje, que van desde crear un ambiente a los elementos necesarios para el masaje, adentrándose en el aprendizaje de técnicas sutiles de percepción: enfocar la energía, sensibilizar el tacto y darle importancia a la respiración.

En la tercera se describen las posturas y las técnicas básicas para el masaje. Es importante practicarlas y entrenarse en ellas, ya que de su dominio y de la destreza con que las manejemos dependerá el éxito del masaje.

La cuarta parte está dedicada a describir la sesión paso a paso, movimiento a movimiento, con fotografías que describen cada uno de los toques del masaje detalladamente. La secuencia se inicia con los movimientos que se llevan a cabo con el receptor en posición boca abajo, para continuar con los que el receptor se encuentra boca arriba. Es importante respetar el orden, tanto en lo que se refiere a la postura del dador como al de los movimientos y pases descritos.

El libro finaliza con unas páginas dedicadas a reflexionar sobre la anatomía corporal. Más que un apéndice anatómico especializado, es un colofón para que el nuevo iniciado en las terapias corporales tenga una visión global del cuerpo humano. Y no sólo desde un pensamiento puramente mecánico, ya que el cuerpo guarda en sí una interrelación energética entre sus partes, y a su vez una dinámica con los aspectos esenciales de la vida.

El nuevo libro del masaje

8. Aplicar aceite en la espalda

Manteniendo el contacto con el receptor, nos colocaremos frente a su espalda, adoptando la postura del jinete. Nos aplicaremos aceite y luego lo esparciremos sobre la espalda del receptor mediante amplios roces circulares que abarquen toda la espalda, incluso los costados y las nalgas. Los movimientos serán continuos y alternos, sincronizando las manos y adaptándolas a toda la espalda de forma que la cubran con fluidez y confianza. Nos desplazaremos lentamente hacia la cabecera, manteniendo el ritmo y avanzando hacia los hombros.

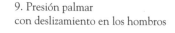

9. Presión palmar
con deslizamiento en los hombros

Finalizaremos la aplicación del aceite con roces circulares en los hombros. Nos mantendremos en esa posición y adoptaremos la postura del arquero. Pondremos las manos sobre los hombros del receptor y con las palmas ejerceremos desde los hombros una presión deslizante por los brazos, recorriéndolos por el lado interno para salir por las manos con suavidad.

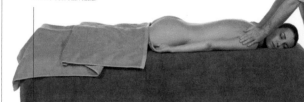

66

Cada paso de la sesión se describe de forma clara, ilustrado con imágenes del movimiento.

Los recuadros de color reflejan detalles concretos de los toques o alertan sobre movimientos en los que se necesita tener un cuidado especial.

10. Roce palmar hacia la nuca

Este movimiento enlaza con la finalización del anterior, ya que volveremos a subir realizando un roce con las manos por los lados externos de los brazos, desde las manos a los hombros. En la última fase deslizaremos las manos con firmeza (pero con suavidad) por los trapecios hasta alcanzar la nuca, saliendo de ella con un roce delicado (como se aprecia en la imagen inferior).

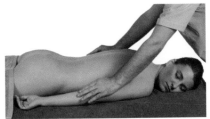

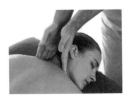

Roce sutil: *Cuando regresamos e las manos del receptor con el roce sutil, apenas tocamos su piel. Al hacerlo, visualizamos una energía resplandeciente que entra en su cuerpo, llevada por nuestras manos hasta su cuello. Debemos permitirnos sentir esa energía y proporcionar al receptor paz interior.*

11. Deslizamiento palmar en la espalda

Con las manos como se describe en la fotografía de la derecha, relajaremos las muñecas y las deslizaremos por ambos lados de la columna hasta llegar al sacro, donde las giraremos hacia fuera, envolviendo las nalgas con un movimiento circular completo. Mientras inspiramos, continuaremos con un deslizamiento de ambas manos por los costados hasta llegar al pliegue de las axilas, tirando con suavidad. Para finalizar, desde las axilas, deslizaremos las manos por el contorno de los hombros hasta alcanzar el cuello.

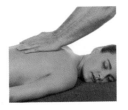

Se resaltan algunas características especiales del trabajo que se realiza en el movimiento descrito.

Realizaremos el movimiento dos veces.

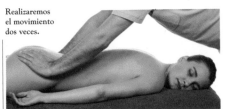

Posición inicial de las manos: *Colocaremos las manos en la parte superior de la espalda, situándolas sobre las escápulas y a ambos lados de la columna, con los dedos juntos, dirigidos hacia abajo y paralelos entre sí*

67

Se destaca el número de veces que hay que repetir cada movimiento o la secuencia de pasos que es necesario repetir.

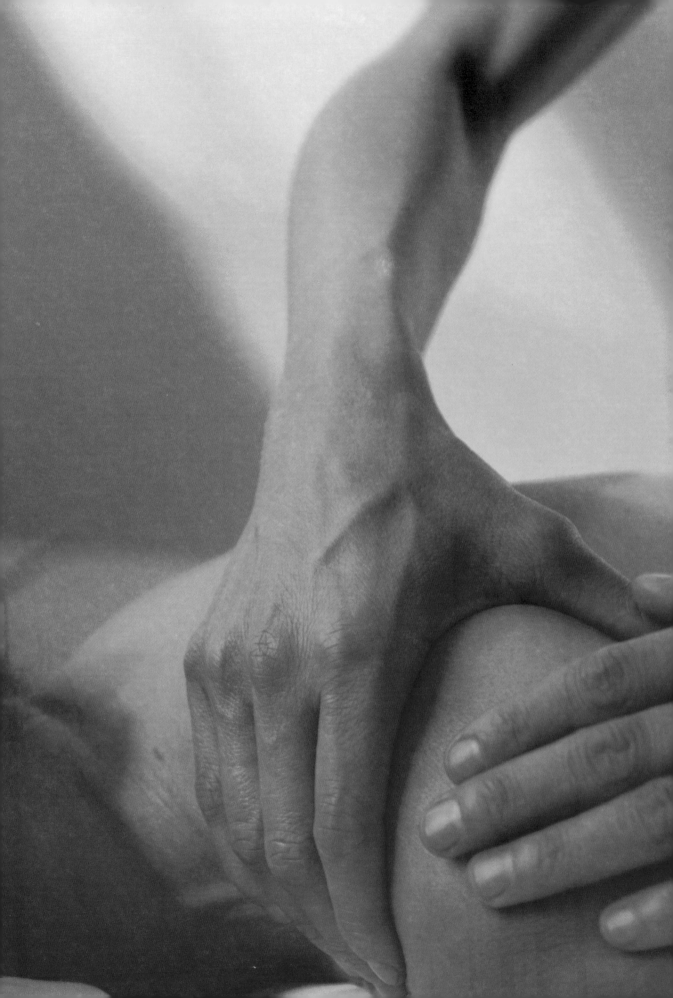

Primera parte

Masaje para el cuerpo y las emociones

Las emociones y los sentimientos se viven en el cuerpo e inciden en las funciones vitales del organismo. Esta realidad nos demuestra claramente que existen senderos indivisibles que relacionan al cuerpo con los aspectos emocionales y psicológicos, como una manifestación dinámica de la experiencia humana. El masaje es una de las formas que nos permiten tomar consciencia de nuestro esquema corporal, destejiendo el complejo tapiz que se forma entre lo físico, lo mental y lo energético, para acceder al espacio interior de la persona con suavidad y armonía.

EL TACTO,
UN SENTIDO QUE NOS UNE A LA VIDA

Sí el ser humano naciera hablando quizá sus primeras experiencias no serían a través del tacto, sino verbales. Pero esto no es así: el tacto es el primer sentido que se desarrolla y además se encuentra estrechamente vinculado a la piel, que, después del cerebro, es el órgano vital más importante.

La piel

La piel es el órgano sensorial más extenso y generoso que poseemos: su importancia se refleja en la amplitud que ocupa el área del tacto en el cerebro. Existe una conexión inseparable entre la piel, el sistema nervioso y el cerebro.

La piel es rica en fibras nerviosas (los receptores sensoriales), que captan no sólo las sensaciones táctiles, sino también la temperatura, la presión y el dolor. Estos receptores envían constantemente información al cerebro concerniente a nuestra comunicación con el mundo exterior. Pero las funciones de la piel no se limitan a las comunicaciones; también protege a los órganos internos de las lesiones y enfermedades, y regula la temperatura corporal mediante la pérdida de calor y el sudor.

Otra cualidad interesante de la piel es su capacidad de conducir electricidad, que se transmite literalmente de una persona a otra cuando se tocan. «Poca duda cabe de que en la estimulación táctil

La piel nos comunica con el exterior, captando sensaciones como la temperatura, la presión y el dolor. Pero también protege a los órganos internos de lesiones y enfermedades y regula nuestra temperatura corporal.

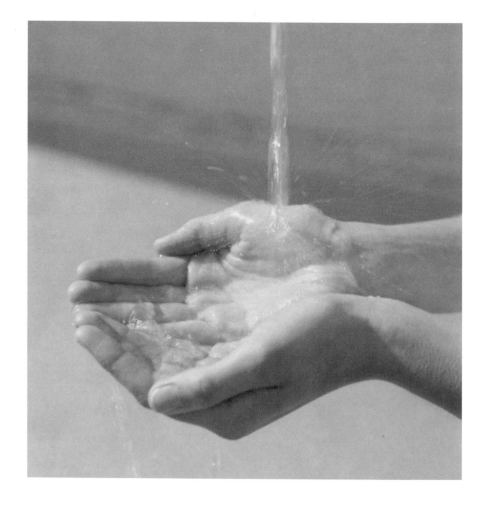

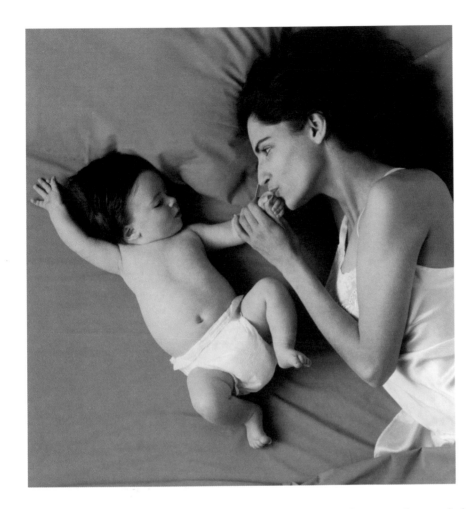

Desde que nacemos tenemos la necesidad de sentirnos protegidos en los brazos que nos transmiten sensaciones y sentimientos de afecto. Sin este vínculo tan necesario que nos proporciona la calidez de las sensaciones táctiles, no podríamos desarrollar nuestra estabilidad emocional.

se transmiten cargas eléctricas de un individuo a otro», dice Ashley Montagu en su libro *Touching*.

Dado que las emociones pueden hacer que los vasos sanguíneos de la piel se expandan o contraigan, las emociones fuertes amplifican la conductividad eléctrica de las manos y los pies.

La sensibilidad de la piel se manifiesta de diversas maneras: podemos identificar diferentes objetos con sólo tocarlos y también aprendemos a diferenciar a las personas por la manera en que nos tocan.

Hablar de la piel es hablar del tacto, porque el tacto habita en la piel. El ser humano está asociado con el tacto desde el momento del nacimiento, y continúa ligado a él a lo largo de toda la vida.

Aunque el tacto y la estimulación táctil hayan recibido relativamente poca atención en comparación con otros sentidos y vías de comunicación, ambas formas de relación siguen siendo la forma de expresarnos más fundamental. Y nosotros, de manera subconsciente, lo sabemos.

La estimulación de la piel mediante el tacto es una necesidad esencial para los estados de bienestar físicos, psicológicos y emocionales.

Desde el momento del nacimiento, necesitamos que se estimule nuestra piel para sobrevivir, y tocarla es una manera sencilla de lograrlo.

El contacto físico es la comunicación sin palabras. Todos podemos aprender a tocar, y hacerlo con conocimiento, respeto y ternura. Comprender la necesidad del tacto es aceptar la esencia de lo humano que nos une. Porque la piel no sólo nos protege del mundo exterior; también nos comunica con él.

Aprender a tocar

Una de las múltiples funciones que desempeña la piel es protegernos del mundo exterior, pero también nos permite comunicarnos con él. Por eso es desconcertante observar cómo las normas rígidas de la sociedad inhiben en muchos aspectos este potencial de comunicación no verbal que poseemos. Porque un contacto físico adecuado comunica más que las palabras.

Aprender a tocar es recuperar lo que nos pertenece, sentir a través de la piel, viajar hacia lo que se oculta detrás de esas sombras que han surgido de las consignas que niegan la posibilidad de tocarnos, conduciéndonos inconscientemente a olvidar las sensaciones táctiles y creando mecanismos de defensa contra el hermoso hecho de vivir el tacto.

Perder el contacto físico es desconectarnos de la tierra, a la que estamos vinculados a través del cuerpo, que es nuestro hogar, donde guardamos lo que somos (energía, emociones, pensamientos, memoria, espíritu...) y del que somos directamente responsables. Tener consciencia de nuestro cuerpo y poder comunicarnos con él y a través de él, nos permitirá disfrutar más de la vida, alcanzando la vitalidad y llevándonos hacia el verdadero goce interior.

El tacto es la semilla que germina en la piel y es un sentido extenso y profundo que nos aproxima al fascinante enigma de nuestra naturaleza más íntima. En él se contiene la experiencia de la ingravidez, que vivimos en ese lugar oscuro y luminoso de nuestra vida intrauterina. Cuando somos capaces de sentir a través del tacto y aprendemos a tocar de una manera consciente y agradable, llenamos los vacíos existenciales que surgen de una excesiva actividad mental, experimentando una paz que nace sin mediar palabras.

Desde que nacemos tenemos la necesidad de sentirnos protegidos en los brazos que nos transmiten sensaciones y sentimientos de afecto, tan necesarios para desarrollar nuestra estabilidad emocional. Cuando esta necesidad no encuentra una respuesta acertada, comenzamos a crear bloqueos y defensas que poco a poco van desarrollando corazas que inhiben nuestra capacidad de expresarnos; intentamos disfrazar los miedos que nos acompañan y constantemente disimulamos lo que somos, tanto en nuestra relación con los demás, como con nosotros mismos. En este momento, depende de nosotros encontrar un camino para liberarnos de esas corazas, porque aunque somos individuos únicos, descubrimos que no estamos solos, y nuestro cuerpo nos ayuda a encontrarnos y reconciliarnos con nuestra esencia, siendo la piel uno de los recursos más poderosos que tenemos para ello.

EL CUERPO EMOCIONAL

La vida es un acto creativo vinculado a las emociones. La expresión de las emociones forma una parte significativa del ser humano; sólo hay que imaginarse la vida sin ellas para sentir el vacío más hondo y sordo de la existencia.

La alegría, el miedo, la sorpresa, la rabia, la tristeza y la felicidad son algunas de las emociones cotidianas que se expresan como respuesta a las experiencias vividas. Como es obvio son subjetivas, pero todas ellas se encuentran íntimamente ligadas al sistema nervioso autónomo. Por lo tanto implican cambios en la actividad de dicho sistema: incrementan o reducen la frecuencia cardíaca, el flujo sanguíneo, el sudor, la motilidad gastrointestinal y la respuesta respiratoria.

A la vez que las emociones reprimidas o sin un espacio para expresarse provocan desequilibrios corporales, las emociones y sentimientos se expresan a través de cambios fisiológicos y sin el cuerpo no podrían existir.

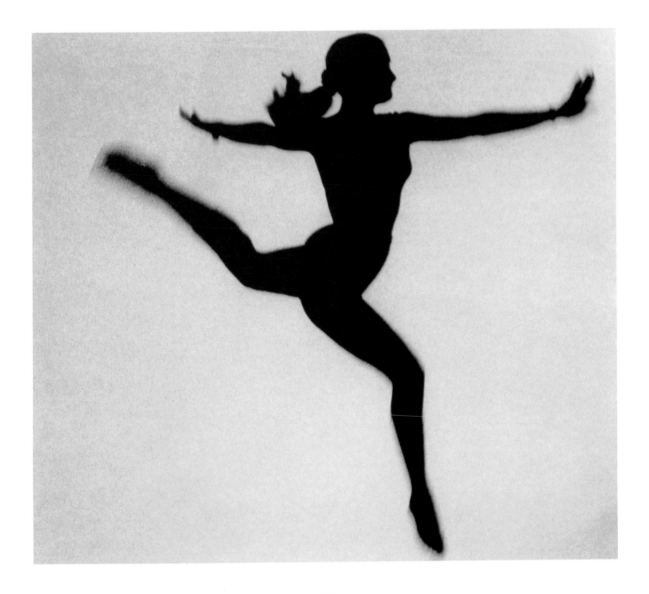

Cuando las emociones se reprimen o no encuentran un espacio para expresarse, producen en el sistema nervioso autónomo un desequilibrio que afecta a todos los órganos internos y a la estructura corporal. Esto tiene como consecuencia una descompensación energética que inhibe las funciones vitales, y se crean bloqueos o nudos de energía que alteran la actividad de los componentes simpático y parasimpático del sistema nervioso, los cuales gobiernan el músculo cardíaco, el músculo liso y las glándulas de todo el cuerpo.

Dicho esto, es comprensible que al reprimir las emociones la expresión quede alterada, dando lugar a una interrupción de los fluidos de energía. Este fenómeno, en apariencia insignificante, devalúa lo que somos, resgistrando en el cuerpo una tensión generalizada por la contención emocional, que más tarde se pone en evidencia con diversos síntomas.

No es de extrañar, por tanto, que mucho después aparezcan dolores en diferentes partes del cuerpo, dolores claramente relacionados con los procesos psicosomáticos que se han generado debido a las emociones que se han contenido o se han enmascarado con otras formas de expresión socialmente aceptables.

Sin el cuerpo, las emociones no existen. Él guarda todos los eventos de nuestra vida, que se encuentra modelada por las experiencias internas y externas desde que comienza: nacer, crecer, diferenciarnos, relacionarnos, reproducirnos, envejecer... todas ellas son parte de una existencia que siempre está acompañada y vinculada a las emociones.

Cuando hablamos del cuerpo emocional no podemos separarlo del físico, ya que todas las emociones o sentimientos se expresan a través de cambios fisiológicos, como respuesta a la actividad del sistema nervioso autónomo. Y aunque se tienen dos percepciones diferentes, éstas se encuentran enmarcadas dentro de una misma anatomía, unidas de tal manera que es difícil localizar el lugar donde pueden encontrarse las emociones.

UN MASAJE INTEGRADOR

Los orígenes de una técnica para el cuerpo y las emociones

La concepción de un masaje con el que se pudiese conjugar el bienestar físico y el emocional surge a comienzos de los años sesenta en el Instituto Esalen de Big Sur, California. Este centro, fundado por Michael Murphy y Richard Price, fue el crisol donde nacieron o cobraron fuerza muchas de las terapias actuales que integran el cuerpo y la mente. En sus años dorados coincidieron en él Fritz Perls (creador de la psicología Gestalt), Ida Rolf (fundadora del Rolfing), Alexander Lowe (análisis bioenergético), Abraham Maslow y Carl Rogers (psicología humanista), y Jacob Levy Moreno (psicodrama), entre otros.

Ese ya mítico lugar, ubicado en la espectacular Costa Oeste de Estados Unidos, abierto a un océa-no inmenso y resguardado por profundos bosques, sirvió como laboratorio de ensayo para ideas y técnicas dedicadas a explorar capacidades humanas latentes. En una civilización entregada a la mente, los investigadores concedieron primacía a la experiencia sobre el análisis intelectual. Bernard Gunther y Molly Day, dos psicólogos que trabajaban en el Instituto Esalen, introdujeron una nueva manera de expresar el tacto, buscando disminuir la acción de la palabra y estimular la toma de conciencia corporal. Crearon así un método para liberar las tensiones y fijar la atención en los diferentes compo-

En el masaje para el cuerpo y las emociones se integran principios de terapias occidentales diversas con conceptos innovadores y técnicas tradicionales de las medicinas orientales.

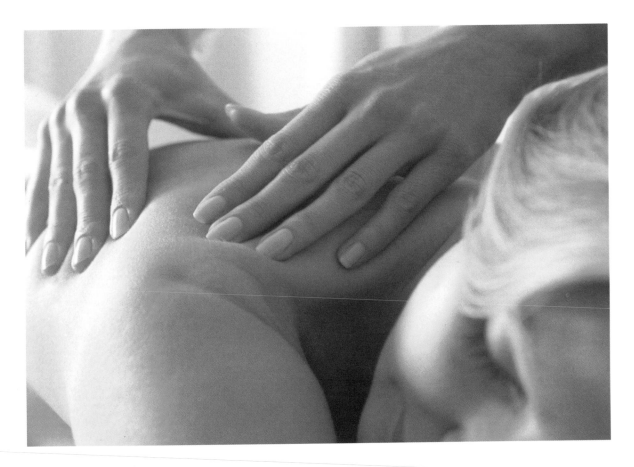

Beneficios

- El masaje tiene de manera implícita los beneficios del tacto en sí mismo, ya que incide de una forma eficaz sobre el sistema parasimpático, estimulando la **liberación de la acetilcolina**, que es el neurotransmisor de todas las terminaciones del sistema nervioso vegetativo.
- Este masaje se enfoca a los aspectos psicofísicos, que nos ayudan a reemprender el camino que lleva hacia la reconciliación con nosotros mismos, fortaleciendo las propias capacidades y **equilibrando de manera natural los procesos fisiológicos y emocionales** en su existencia y esencia.
- El masaje busca la integración del esquema corporal y utiliza movimientos expansivos y globales, insistiendo en la noción fundamental de la **calidad del contacto**, tratando el cuerpo como una unidad de energía en movimiento.

- Las técnicas que se utilizan durante la sesión de masaje son euforizantes, tanto del cuerpo como de la mente, y favorecen una **relajación profunda y placentera**, por la erotización difusa de la piel, haciendo posible la salida de la tensión reprimida consciente o inconscientemente, lo cual produce una neutralización de los devastadores efectos del estrés fisiológico y emocional.
- Gracias a que este masaje incide positivamente sobre el sistema nervioso vegetativo, que regula los estados de calma, reposo, nos lleva a **sentimientos positivos**. Todo esto sucede en parte por la **secreción de endorfinas**, hormonas que actúan como una especie de morfina y alimentan esa atmósfera de calidez, ternura y protección que necesitamos para sentirnos plenos interiormente.

nentes del cuerpo, explorando las sensaciones y desarrollando la percepción. El objetivo final era conseguir habitar el cuerpo y vivir el momento presente con gozo y plenitud.

Características del masaje

El masaje surgido en Esalen se nutre de diferentes técnicas con el propósito de integrar la totalidad del cuerpo con movimientos largos y suaves, y con profundos toques envolventes. En este masaje se funden los principios de las terapias occidentales y los de las técnicas tradicionales de las medicinas orientales, y a partir de esas hebras se tejen nuevos conceptos con la energía interior y el trabajo corporal, buscando que terminemos por reconciliarnos con la parte que tenemos más olvidada de nosotros.

Este masaje se enfoca hacia los aspectos psicofísicos y emocionales de la persona, centrándose en su existencia y esencia. Insiste principalmente en la noción fundamental de la calidad de contacto y, sobre todo, trata el cuerpo como una unidad de energía en movimiento.

El masaje para el cuerpo y las emociones integra el esquema corporal con movimientos expansivos y globales. Utiliza largos, suaves y profundos toques envolventes, que se extienden desde la cabeza hasta los pies del receptor, con el fin de trasmitir un sentimiento de unidad y totalidad. Los toques cortos se utilizan no sólo para relajar la tensión muscular en áreas específicas, sino también para despertar la percepción de zonas ignoradas y sensibilidades desconocidas.

La calidad de contacto tiene gran importancia en este masaje, ya que con él se busca aumentar la consciencia corporal de la persona que lo recibe, enfocando la atención no sólo en su bienestar y en su experiencia sensorial, sino también en sus respuestas emocionales y físicas. Durante la sesión, el masajista trabaja en un estado meditativo que se transforma en los movimientos fluidos y ondulatorios de sus manos.

En la aplicación de este masaje se usan combinaciones muy diversas de aceites vegetales y esenciales, todas ellas con propiedades sedantes. Su utilización contribuye de manera especial a la fluidez

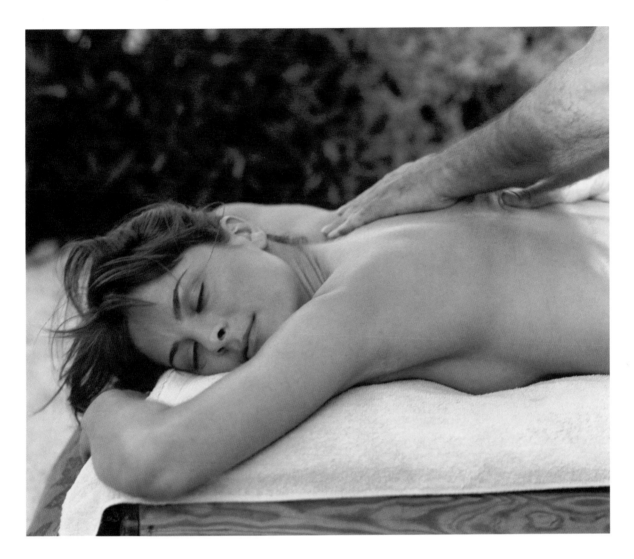

La calidad de contacto tiene gran importancia en este masaje, ya que con él se busca aumentar la consciencia corporal de la persona que lo recibe, enfocando la atención no sólo en su bienestar y experiencia sensorial, sino también en sus respuestas emocionales y físicas-

y suavidad de las manos del masajista, a la vez que induce a la relajación, gracias a la absorción de los aceites a través de la piel.

Por sus propias características, este masaje puede aplicarse en casos de dolores y trastornos físicos que sean resultado de un malestar interior. En general, gracias a la amalgama de técnicas que lo configuran puede ser aplicado en numerosas situaciones, pero su finalidad principal va más allá de resolver un problema de salud física, buscando ayudar a la persona a alcanzar el bienestar psicofísico.

Esta nueva concepción de masaje o trabajo corporal está alcanzando cada día más difusión, quizá porque colma un vacío que sienten muchas personas desde hace tiempo. Tenemos una innegable necesidad de tocar y ser tocados adecuadamente. Este trabajo corporal es un hermoso instrumento no verbal de eufonía táctil, que nos revela la sensibilidad entumecida, bajo las múltiples capas que nos niegan el cuerpo y los sentidos. Y aunque en principio este masaje se desarrolla como una terapia y está a cargo de profesionales titulados, hay que intentar que se utilice también en las relaciones familiares, de pareja y con las amistades, para brindar calor, ternura y energía positiva.

Recomendaciones

La desnudez

La mejor manera de recibir un masaje es estando desnudo. La desnudez permite una mejor fluidez de movimientos sobre el cuerpo del receptor, contribuyendo a conseguir una sensación de totalidad que invita a ser lo que somos en nuestra propia esencia, a la vez que honramos nuestro cuerpo y a los sentidos con la naturalidad con que venimos al mundo.

Sin embargo, si quitarse toda la ropa impide o dificulta a la persona sentirse relajada y segura, lo mejor es llevar algo ligero de algodón.

Hay que tener siempre muy en cuenta que lo más importante es que se disfrute el masaje y la persona que lo recibe se sienta bien.

Precauciones y contraindicaciones

En la actualidad nadie niega los beneficios y las ventajas del masaje, aunque existen situaciones o circunstancias particulares en las que no es aconsejable aplicarlo.

Si el receptor presenta alguno de los siguientes estados **no se aconseja** la aplicación del masaje: estados febriles, enfermedades agudas, embarazo, varices tortuosas, cáncer, enfermedades de la piel o contagiosas, asma, sensibilidad dolorosa.

También debemos ser cuidadosos con algunas partes del cuerpo donde no se puede masajear, como es el caso de una herida abierta localizada en una zona específica del cuerpo.

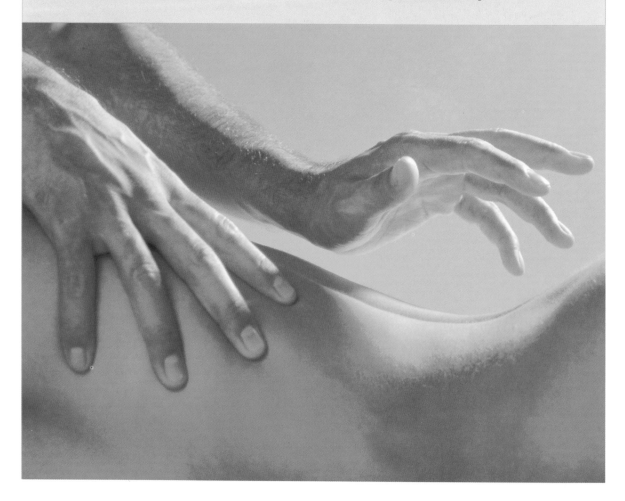

Ritmo y movimiento

Si deseamos llegar a través del cuerpo a otra persona y hacerla consciente de su esquema corporal, primero tenemos que ser conscientes de nuestro propio cuerpo y aprender a estar en él.

La lentitud nos permite explorar las propias capacidades y profundizar en la relación con nosotros mismos y con los demás. Nuestro cuerpo es una fuente de energía en continuo movimiento, y si aprendemos a dirigir los movimientos con naturalidad, la energía que habita en nosotros encontrará su cauce de una manera fácil y libre.

Los movimientos del masaje deben ser fluidos e involucrar todo el cuerpo, y deben sucederse como una manifestación de la naturaleza, uno tras otro, desarrollando su fluidez coordinando el cuerpo, la respiración y una disposición mental apropiada.

Cuando se realice el masaje no se debe tener la intención de demostrar algo; lo más importante es aprender a tocar adecuadamente y a estar presente con una consciencia abierta y atenta a la calidad de contacto de las manos con el cuerpo. La práctica desarrollada en un estado meditativo y profundamente consciente, tanto de la propia respiración como de la del receptor, transformará la sesión en un continuo movimiento de luz y armonía.

Después del contacto sutil y suave con la piel del otro hay que dejarse ir, fluir, permitiendo que nuestras manos dancen en pleno contacto con la piel, sin dejar espacios vacíos entre ellas y el cuerpo. Cada vez que iniciemos un movimiento debemos exhalar, e inhalar en los roces, para volver a exhalar nuevamente en los deslizamientos crecientes, largos, profundos y envolventes. Debemos dejar que el cuerpo genere el movimiento de las manos, balanceándonos en armonía con nuestra respiración, siempre libre. Trabajando de esta manera expresamos nuestra energía interior y disfrutamos de la agradable sensación que nos permite trasmitir a la persona un profundo estado de relajación y aumentar la consciencia de su propio cuerpo.

Las manos deben danzar en pleno contacto con la piel, sin dejar espacios vacíos entre ellas y el cuerpo. Y será nuestro cuerpo quien, en armonía con nuestra respiración y siempre libre, generará el movimiento de las manos con su balanceo.

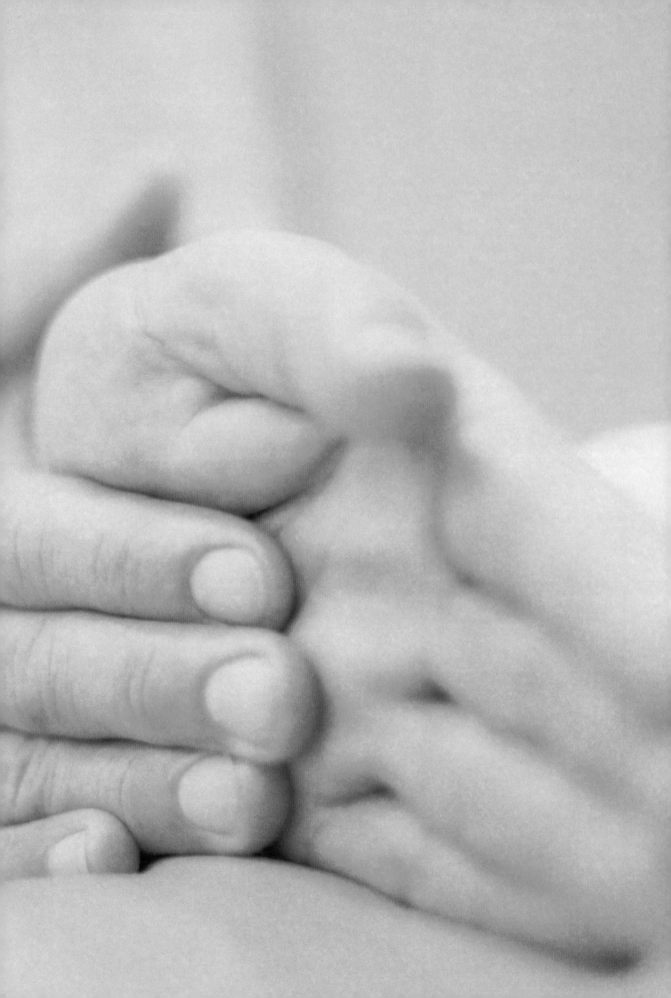

Segunda parte

PREPARATIVOS PARA EL MASAJE

Aunque en teoría el masaje se puede dar y recibir en cualquier parte, existen varias condiciones que determinan la calidad y la profundidad de la experiencia vivida en el masaje, tanto para el que da como para el que recibe. Cuando se tienen en cuenta y se cuidan todos los elementos que integran una sesión de masaje, como la sensibilidad, el tiempo, el silencio, la respiración, el espacio, la música y los aromas, estamos garantizando un equilibrio armónico que alcanza a todos los sentidos y nos envuelve en un estado de plenitud que toca lo más profundo de nuestro ser.

EL AMBIENTE

Cuando una persona recibe un masaje desea vivir una experiencia que le permita relajarse y sentirse a gusto, dentro de una atmósfera ordenada y limpia. Por ello, el espacio dedicado a dar y recibir un masaje requiere unas condiciones especiales, y es muy necesario cuidar todos los detalles y la ambientación para que el entorno sea lo más cómodo y agradable posible.

Es importante personalizar el lugar en el que instalaremos la camilla de masaje con elementos armónicos y relajantes –flores, esencias, velas, música o aromas–. Además, nos debemos asegurar de que la temperatura sea agradable (lo recomendable es una temperatura de 24 a 26 ℃). La iluminación, preferiblemente indirecta, debe ser suave y apacible, de modo que la serenidad y la paz invadan el momento del masaje, para que éste transcurra favorablemente. Y para completar un ambiente tranquilo y acogedor, podemos poner un poco de música muy suave, y tener la certeza de que disponemos de tiempo por delante, para que no tengamos que depender del paso del tiempo.

Debemos crear un ambiente apropiado para el masaje. Una habitación tranquila de la casa, con luz indirecta y tamizada, y un ambiente cálido y acogedor, con música suave de fondo, facilitarán que masajista y masajeado se sientan cómodos y relajados.

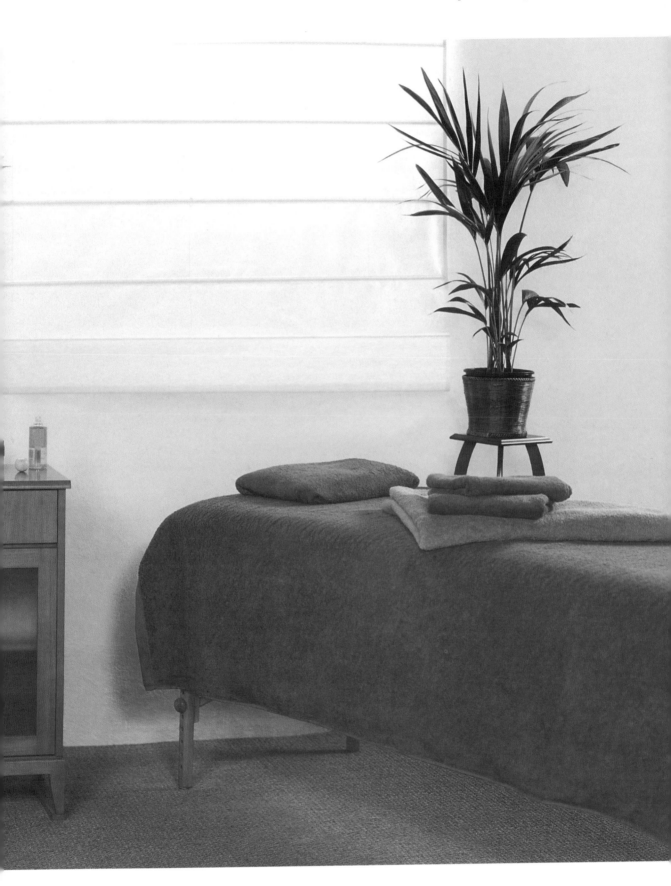

LOS ACEITES ESENCIALES

Los aceites esenciales influyen al mismo tiempo en los cuerpos físico, psíquico y emocional. Desde la antigüedad se ha demostrado que los olores son capaces de modular las respuestas hormonales y que a su vez tienen una estrecha relación con el instinto y con el inconsciente. Quizá por esto, los aromas y los perfumes ejercen una suerte de poder que se encuentra vinculado con los aspectos físicos y sutiles del ser humano. Esta fuerza despierta las energías más profundas de la persona y la conducen hacia sus propias metas, con una vitalidad expresiva que le permite reconciliarse plenamente con la propia experiencia.

Cuando se realiza el masaje aplicando aceites esenciales en la piel, se favorece la absorción de los mismos, ya que atraviesan con suavidad y rapidez las capas externas y se filtran hacia los capilares sanguíneos, actuando también en el sistema vegetativo y alcanzando el inconsciente.

Se sabe que la aplicación de las esencias en cualquier parte del cuerpo genera una vibración energética que afecta a todo el organismo, restableciendo el equilibrio de los órganos internos, lo cual contribuye de una manera especial a aumentar los efectos del masaje.

La combinación de los aceites esenciales con las técnicas de este masaje desencadena las fuerzas internas, a veces como procesos vivos y otras como experiencias de expansión que se sienten a todos los niveles.

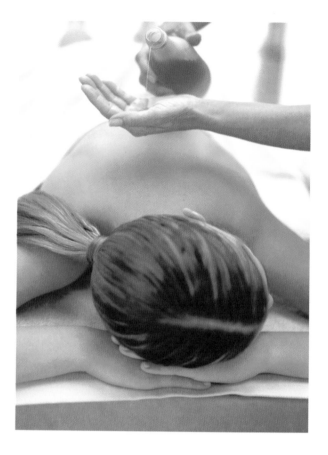

El uso de los aceites esenciales durante el masaje tiene una clara interacción: el masaje favorece la penetración y el efecto terapéutico de los aceites, y éstos facilitan la fluidez y la acción del masaje.

El modo de utilizar los aceites esenciales

No hay nada mejor que un buen aceite para realizar un masaje para las emociones. Con el uso de los aceites esenciales se buscan diferentes y variados efectos, y dependiendo de la necesidad del receptor se seleccionará el más adecuado para alcanzar los propósitos de cada sesión, ya que influyen en la totalidad del individuo.

Los aceites esenciales son sustancias concentradas y potentes, que deben mezclarse con un aceite base antes de entrar en contacto con la piel.

Los aceites que sirven como base o vehículo deben tener una alta afinidad con la piel. Para ello se aconsejan los aceites de tipo vegetal prensados en frío, como puede ser el aceite de almendras dulces, el de germen de trigo, de avellana, de girasol, de sésamo, de oliva, etc. Para mezclar los aceites esenciales hay que tener en cuenta sus cualidades y sus principios activos, y también hay que considerar la personalidad del receptor, para combinarlos de acuerdo con sus necesidades, procurando que el aroma le sea agradable.

A continuación algunas sugerencias para la combinación y aplicación de los aceites esenciales.

Con cada tipo de aceite esencial se consigue un efecto particular. Dependiendo de la necesidad del receptor se seleccionará uno u otro tipo.

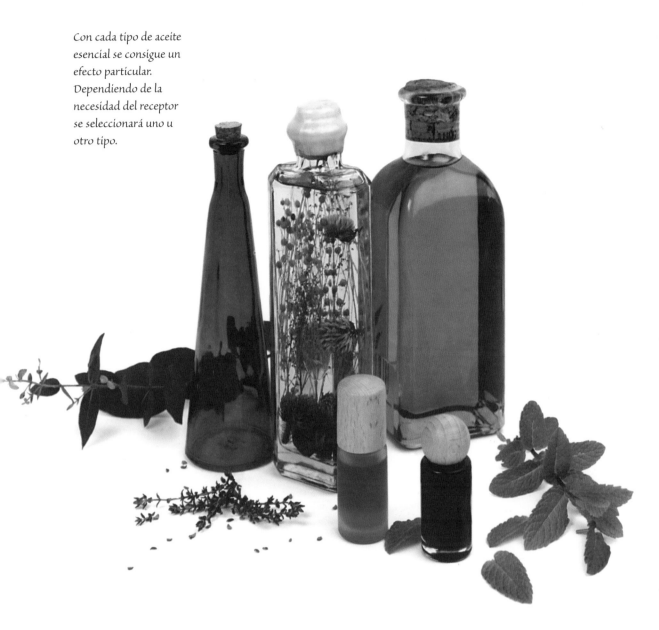

- **Aceite tonificante:** Enebro, lavanda, romero, cardamomo, menta.
- **Aceite relajante:** Geranio, lavanda, manzanilla, azahar, pino.
- **Aceite para la espalda:** Eucalipto, sándalo, canela, ciprés, romero, menta.
- **Aceite para las piernas:** Menta, romero, lavanda.
- **Aceite para el abdomen:** Albahaca, enebro, menta, lavanda.
- **Aceite para el pecho y los brazos:** Eucalipto, sándalo, menta, lavanda.
- **Aceite para el cuello:** Romero, eucalipto, sándalo, rosa.

- **Aceite estimulante:** Ilang-ilang, jazmín, sándalo, rosa, lavanda.

Conservación

Hay que mantener los aceites y las preparaciones que se hagan con ellos en botellas de cristal oscuro, con una etiqueta que identifique el contenido. Los envases deben estar en un lugar donde no les dé la luz, en un ambiente sin humedad ni calor. Es recomendable agregar un poco de aceite de germen de trigo como antioxidante para conservar las mezclas una vez realizadas.

DARLE IMPORTANCIA A LA RESPIRACIÓN

La respiración es el afloramiento a la vida y el reflejo de nuestra manera de vivir, de pensar y sentir; con ella establecemos un intercambio entre nuestro mundo interior y el que nos rodea.

Gracias a la respiración el oxígeno entra en el cuerpo permitiéndonos regular las actividades que realizamos, creando un lazo de comunicación con los procesos internos, y manteniendo así un continuo movimiento de energía que revitaliza el cuerpo.

La respiración es la única función vital del organismo que sucede voluntaria e involuntariamente, lo cual establece un vínculo entre lo inconsciente y lo consciente, que facilita el equilibrio entre nuestras fuerzas física, mental y espiritual.

Para alcanzar este equilibrio es necesario tomar consciencia de nuestra respiración. Cuando respiramos de una manera serena, regular y espontánea se disipa la fatiga física y mental, y aumenta la lucidez y la coordinación de nuestros actos, que desarrollamos con mayor tranquilidad y eficacia.

Cualquier momento del día es bueno para recuperar la habilidad natural de una respiración pletórica, y respirar dejando que el aire nos habite.

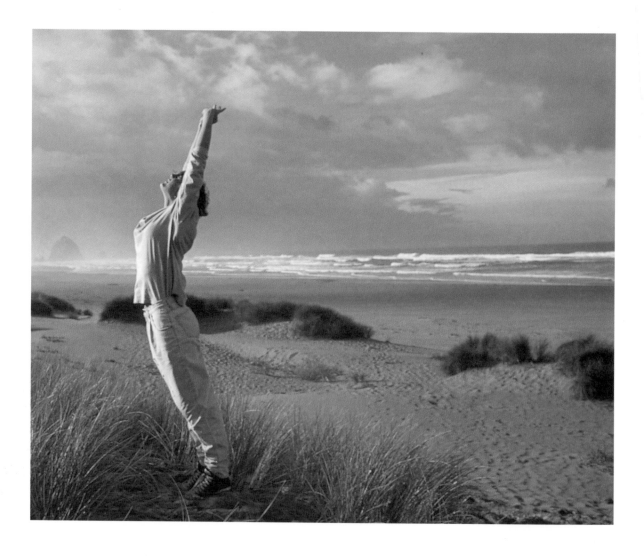

Al recuperar la plenitud de nuestra respiración también nos hacemos conscientes de esta fuerza, aprovechando la riqueza inagotable de energía que poseemos. Al restablecer la conexión con este recurso se abren las puertas de un manantial de salud que se encuentra vinculado al cuerpo, la mente y a los diferentes estados emocionales.

El modo de respirar refleja la capacidad de adaptabilidad que poseemos; respirar profundamente y con naturalidad nos permite ampliar la consciencia corporal y ser más libres, incluso en los movimientos cotidianos.

En el momento del masaje y antes de aproximarnos al receptor es necesario ser conscientes de nuestra propia respiración, ya que con ésta y a través de ella, establecemos una primera relación con el receptor, nos abrimos a él con nuestro espacio vital expansivo, dispuestos a tomar y a dar en armonía con la energía que fluye constantemente desde nuestro propio centro.

La respiración, sincronizada con los movimientos del masaje, permite que éstos se expresen plenamente, potenciando nuestras capacidades, a la vez que se reducen la tensión y la fatiga, mejorando la calidad del contacto y reequilibrando la propia energía y la del receptor.

Respira, deja que el aire te habite, suelta el aire lentamente, vacíate y relájate soltando con él tu cuerpo, tus emociones y los pensamientos. Fluye en una marea interior de energía que entra y sale de ti con libertad, no intentes nada más, respira y permítete expresar tu mundo como lo sientes, sigue el ritmo expansivo de tu respiración, y cada vez que lo necesites vuelve a enfocar tu atención en ella, para gozar de bienestar físico, mental y emocional.

SENSIBILIZAR EL TACTO

El tacto es un inmenso poder que nos permite relacionarnos con todo lo que nos rodea. Es el primer sentido que se desarrolla y a través de él exploramos nuestros deseos y buscamos reconquistar las sensaciones y las emociones enraizadas profundamente en el cuerpo.

Desarrollar la sensibilidad del tacto es volver a revivir las capacidades que yacen en lo más hondo de la piel, es sacar a la superficie las cualidades que tenemos para captar y reconocer formas con sólo tocarlas, la textura, la temperatura, el volumen, la densidad, la vibración e, incluso, los colores, cultivando un tacto consciente y receptivo.

Con tres sencillos ejercicios podremos cultivar y revivir la sensibilidad del tacto. Para ello sólo es necesario buscar un momento del día que nos permita hacerlos sin interrupciones, aunque también se puede aprovechar cualquier ocasión para ver y escuchar e través del tacto.

Sería conveniente que cerráramos los ojos o nos los cubriéramos con un pañuelo. Realizaremos los ejercicios sin prisa, permitiéndonos estar un rato con nosotros mismos, un tiempo que nos facilitará entrar en todas las posibles sensaciones que nos ofrece el tacto.

• **La toalla:** Nos servirá la toalla con la que solemos secarnos el cuerpo después de la ducha. La tomaremos entre las manos y con los ojos cerrados inspiraremos profundamente, haciendo una ligera pausa reteniendo el aire, para soltarlo suavemente a continuación. Continuaremos luego respirando con normalidad mientras nos recreamos explo-

Desarrollar la sensibilidad al tacto hará que salgan a la superficie las cualidades que nos permitirán reconocer formas y texturas con sólo tocarlas.

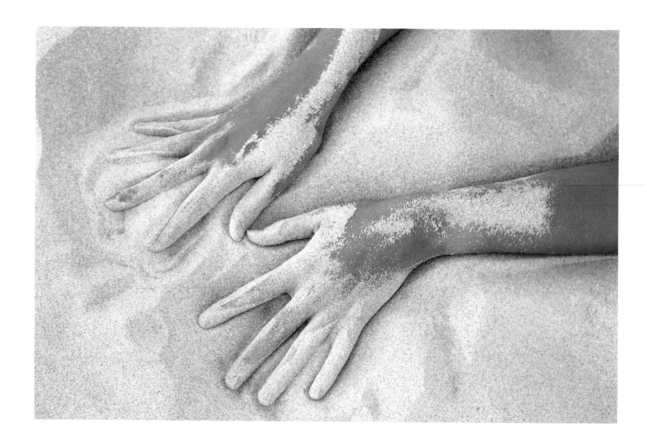

rando con nuestras manos la textura, la temperatura y las sensaciones que nos produce el tacto, así como las imágenes que nos evoca, sintiendo el grosor y el tamaño de la toalla sólo gracias a la información que recibimos de nuestras manos.

• **La fruta:** Nos servirá una pieza de la fruta que más nos guste, de la que tomamos con mayor regularidad. La cogeremos con las manos, siempre con los ojos cerrados, y respiraremos, sintiendo como nuestras manos se adaptan a la pieza escogida. La recorreremos lentamente, adivinando su forma por el tacto antes que tratando de recordarla. Sentiremos la piel que recubre la fruta, deslizando las yemas de nuestros dedos por la superficie, buscando nuevas sensaciones. Luego le quitaremos la piel a la fruta y probaremos de nuevo, para comprobar las nuevas sensaciones táctiles que produce la nueva superficie. Luego la abriremos e hincaremos los dedos con suavidad en su interior, para reconocer la forma, su textura, el olor, el color, el volumen... Terminaremos el ejercicio comiéndonos la pieza, aún con los ojos cerrados, despacio, viviendo conscientemente y de otra manera este acto tan cotidiano.

• **El objeto preferido:** Para este ejercicio la elección del objeto a palpar es libre. Lo cogeremos entre las manos, cerraremos los ojos y respiraremos ampliamente un par de veces. Sentiremos la temperatura del objeto, su peso; lo recorreremos por los lados, por encima y por debajo, envolviéndolo con nuestras manos, de modo que se adapten con suavidad a su forma. Debemos procurar percibir los detalles, sin analizarlos, sólo sintiendo lo que nuestras manos transmiten y grabándolo en nuestra memoria táctil, aceptando que el objeto nos atrajo por un impulso que no es necesario conocer. Luego podemos probar de cambiar de objeto y disfrutar con libertad explorándolo por completo. Nos sorprenderemos de la capacidad que tenemos de leer y percibir con las manos.

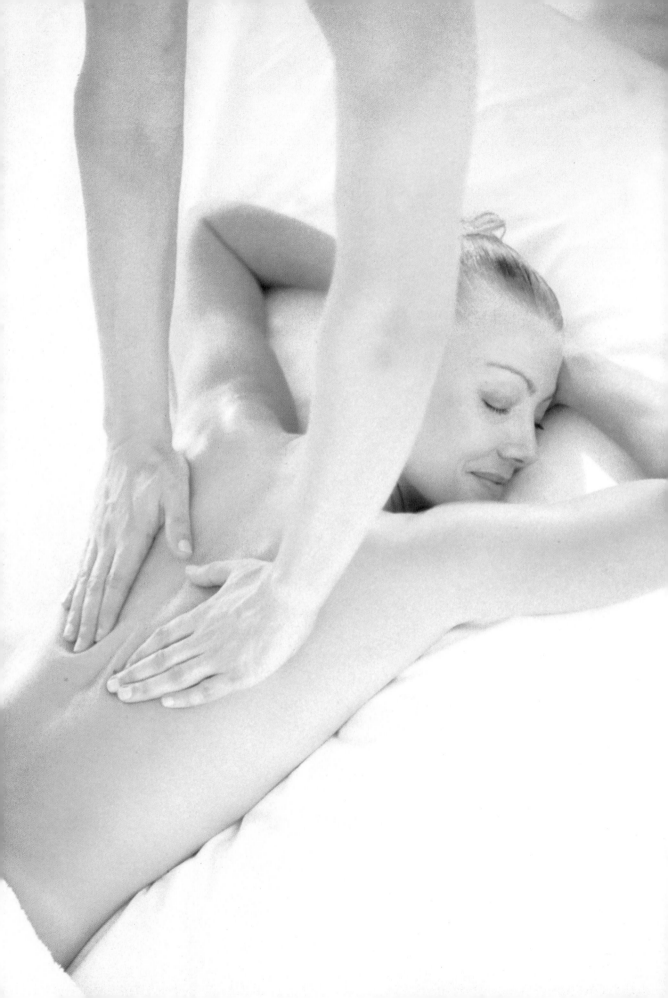

Tercera parte

POSTURAS Y TÉCNICAS PARA EL MASAJE

El masaje que se desarrolla en este libro requiere una integración armónica de todas las partes de nuestro cuerpo, ya que cada movimiento es el resultado de una relación equilibrada entre los aspectos energéticos y físicos. La preparación del masajista precisa de una atención consciente hacia su cuerpo y hacia sus niveles de energía interior, a la vez que una práctica atenta de las técnicas básicas. El balance y el dominio de las técnicas y de las posturas son importantes para alcanzar una fluidez continua que nos permita transmitir la calidez y la energía en una sucesión de movimientos rítmicos y naturales.

SOLTAR EL CUERPO

La práctica del masaje implica realizar movimientos amplios y fluidos que requieren, más que fuerza, soltura y adaptabilidad, ya que el masajista utiliza todo su cuerpo en cada movimiento, por muy sencillo que parezca. Para ello es necesario que suelte todas las partes del cuerpo, de tal manera que se encuentre lo más relajado posible en el momento de realizar el masaje.

A continuación se describen unos ejercicios sencillos que nos servirán para soltar el cuerpo eficazmente antes de iniciar la sesión. Al principio deberemos tener paciencia y ser constantes para alcanzar el grado de relajación deseado, condición que varía de una persona a otra y que depende también de las circunstancias y del estado de ánimo de cada momento.

Arco energético

Nos colocaremos de pie, con las piernas ligeramente separadas y los brazos sueltos a los lados. Alzaremos los brazos inhalando lentamente. Los estiraremos todo lo que podamos, pero sin tensión, intentando tocar el techo con la punta de los dedos. Miraremos hacia arriba y retendremos el aire unos segundos. Luego bajaremos despacio los brazos por los lados del cuerpo, soltando el aire mientras lo hacemos, dejando que nuestras manos rocen nuestros muslos, aflojando los hombros con suavidad.

Sugerencias: *Estos ejercicios pueden ejecutarse con los ojos abiertos, aunque es mejor tenerlos cerrados (o entornados), ya que así podemos interiorizarlos mejor. En todos ellos debemos proceder con lentitud, para eliminar con más facilidad la tensión y activar nuestra energía interna, sintiendo el cuerpo, el movimiento y las sensaciones que se generan.*

Realizaremos el ejercicio cinco veces.

Mover la luna

Continuaremos de pie, separando un poco más las piernas, y colocaremos las manos por delante del pecho, relajadas. Los brazos debemos tenerlos semiflexionados. Inhalaremos profundamente y a continuación soltaremos el aire mientras giramos el torso hacia un lado, lentamente. Luego regresaremos al punto de partida mientras inspiramos. Repetiremos por el otro lado.

Buscar el tesoro

Desde la posición anterior adelantaremos un poco el pie, flexionando ligeramente la pierna. Manteniendo las manos frente al pecho realizaremos una respiración completa: soltaremos todo el aire y volveremos a inhalar. Luego, inclinándonos lentamente y con suavidad llevaremos las manos hacia la pierna adelantada, soltando el aire. Cuando rocemos el pie con las manos, inspiraremos y volveremos a incorporarnos con lentitud, rozando con las manos la pierna, hasta que alcancen el pecho.

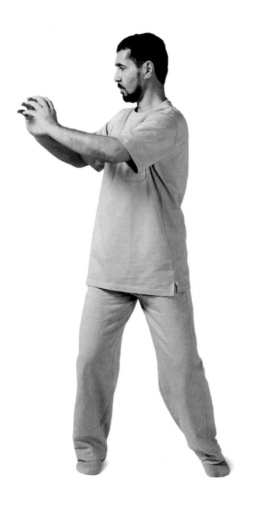

Realizaremos el ejercicio completo seis veces.

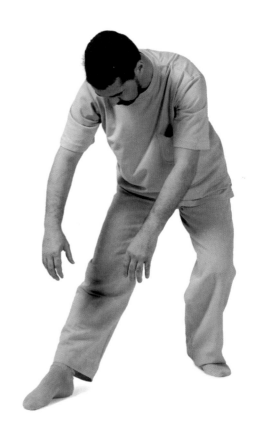

Primero haremos el ejercicio cinco veces por un lado, y luego cinco por el otro.

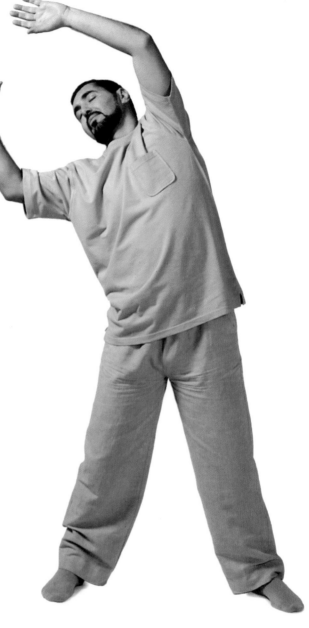

La rueda

Ahora separaremos un poco los pies,
de modo que queden en línea con
nuestros hombros. Estiraremos los brazos por
encima de la cabeza e inhalaremos
profundamente, inclinándonos todo lo que
podamos hacia un lado y hacia delante,
acompañando el movimiento con el torso, hasta
que las manos se aproximen al suelo y siguiendo
el movimiento circular lleguen al pie contrario al
lado por el que iniciamos el movimiento.
Soltaremos todo el aire y realizaremos el
movimiento a la inversa para volver a la posición
inicial, inspirando. Cuando tengamos las manos
sobre la cabeza completaremos la inspiración y
nos inclinaremos ligeramente hacia atrás, y desde
ahí iniciaremos el movimiento hacia el otro lado,
volviéndolo a hacer igual que se ha descrito.

**Realizaremos el ejercicio
completo tres veces en
ambos sentidos.**

Precauciones: *Con el ejercicio de la rueda
movilizamos toda la columna vertebral, por
ello es necesario realizar el giro lo más
lentamente posible, sin forzar la espalda. Si
sientes dolor o experimentas sensación de
mareo lo más recomendable es detenerte
inmediatamente, y reposar, ya que este es un
ejercicio que moviliza mucha energía.*

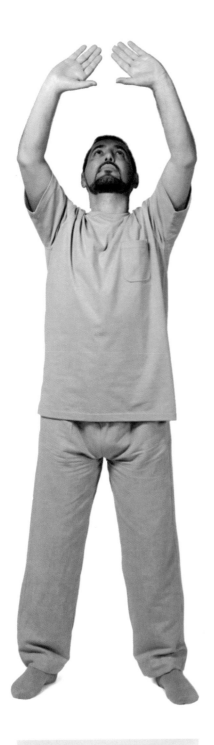

Mirar el cielo

Mantendremos las piernas separadas y subiremos los brazos por los costados al mismo tiempo que inspiramos, hasta que las manos se encuentren por encima de la cabeza con las palmas dirigidas hacia arriba y la mirada entre ellas, dirigida al cielo. Retendremos el aire y seguidamente bajaremos las manos por delante del cuerpo, soltando todo el aire, hasta que las manos alcancen la altura del ombligo, donde abriremos los brazos hacia los costados para subirlos nuevamente.

**Realizaremos
el ejercicio completo
cinco veces.**

Recuerda: *Cuando los brazos se encuentren por encima de la cabeza, relaja los hombros y lleva la pelvis hacia delante. Flexiona un poco las rodillas y siente como los pies se aferran firmemente al suelo.*

APRENDER A ENFOCAR LA ENERGÍA

Antes de iniciar la sesión de masaje debemos aprender a enfocar la energía, para profundizar y permanecer en contacto con nosotros mismos. Esto nos permite estar más relajados y sosegados, tanto física como mentalmente. De este modo llegamos a sentir una integración del ser que nos revela la esencia interior y nos permite ofrecerle a la otra persona un momento favorable de paz, equilibrio, calidez y quietud, de modo que se puedan alcanzar los niveles más profundos del cuerpo, así como también los estados emocionales más íntimos. Si deseamos dar masaje tenemos que aprender a sentir nuestro cuerpo y a reconocer las sensaciones que lo habitan; de ese modo podemos desarrollar un masaje seguro y fluido, permitiéndonos aprovechar el tiempo y recrearnos en el maravilloso viaje a través del tacto, conscientemente y con naturalidad.

A continuación describimos tres ejercicios que nos ayudarán a enfocar la energía. Para realizarlos es aconsejable estar descalzos o con calcetines de fibra natural.

Tocar el cielo

Para este primer ejercicio estaremos de pie, separando las piernas de modo que los pies queden a a una distancia aproximada del ancho de la cadera. Estiraremos los brazos por encima de la cabeza, con las palmas de las manos hacia arriba y con las puntas de los dedos dirigidas hacia fuera. Manteniendo la postura, debemos cerrar los ojos y visualizar cómo la energía del cielo se filtra en nuestras manos mientras lo estamos tocando.

Debemos mantener los brazos estirados y respirar con suavidad. Al inhalar atraeremos la energía del cielo hacia nosotros, mientras que cuando exhalemos y expulsemos el aire, sentiremos que nuestra energía se expande.

Visualización: Visualizaremos una luz amarilla que entra por las manos y lentamente se introduce por los brazos hasta los hombros. Ahora nos permitiremos sentir que esa luz pase a nuestro cuerpo y se adentre en cada uno de nuestros espacios internos para salir finalmente por la punta de los pies. Visualizaremos nuestro cuerpo como un canal de luz resplandeciente.

Tocar la tierra

Mantendremos la posición de pie pero separando un poco más las piernas y doblando las rodillas. Bajaremos muy lentamente los brazos por los lados del cuerpo, soltando el aire despacio, muy despacio... sintiendo cómo aumenta la energía en nuestros brazos y nuestras manos. Cuando tengamos los brazos completamente estirados a los lados del cuerpo, colocaremos las manos horizontalmente, con las palmas mirando hacia el suelo. Desde esa posición visualizaremos cómo nuestras manos se conectan con la tierra y con la fuerza magnética que las atrae.

Recuerda: En la posición descrita mantenemos las rodillas perpendiculares a la punta de los pies y el torso lo más relajado posible. La vista la fijaremos serenamente en el suelo, a un metro aproximadamente por delante del cuerpo.

Respiraremos con suavidad. Al inhalar debemos sentir el poder nutritivo de la tierra entrando por nuestro cuerpo. Cuando exhalemos visualizaremos cómo toda nuestra energía interior sale por nuestros brazos y se proyecta hacia la tierra a través de las palmas de nuestras manos.

41

Entre el cielo y la tierra

Sin deshacer la posición de los pies, llevaremos progresivamente ambas manos hacia el centro de nuestro cuerpo, hacia el vientre, colocando las manos de manera que las puntas de los dedos medios queden en el ombligo. Mientras respiramos, visualizaremos las fuerzas opuestas y complementarias reuniéndose en el centro de nuestro cuerpo, a la energía de cielo y tierra encontrándose en nuestro ombligo y expandiéndose y fluyendo desde ese centro hacia nuestras manos.

Suavidad: *Los movimientos de estos tres ejercicios deben ser muy pausados y suaves, realizados sin prisas.*

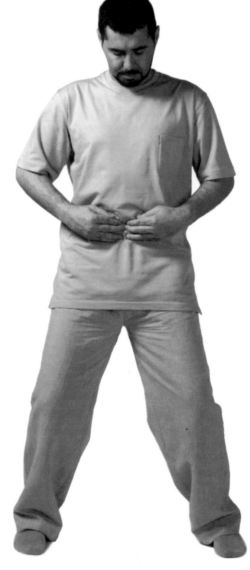

Durante algunos minutos nos mantendremos en esta posición, respirando relajada y conscientemente.

ARMONIZAR EL CUERPO Y LA MENTE

El equilibrio entre cuerpo y mente requiere un estado interior de armonía y quietud. Así podrán interrelacionarse como olas sucesivas, lo que favorecerá la estimulación y el desarrollo de los procesos internos, que se volcarán hacia fuera con calma y claridad.

Durante el tiempo que dura una sesión de masaje es necesario mitigar la tempestad de pensamientos y emociones habituales. Para que podamos conectar con nuestra fuerza interior necesitaremos reducir las continuas avalanchas que nos generan perturbación y distracción, para lo que deberemos aquietar nuestro espacio interior y así puedan manifestarse las capacidades naturales que yacen en nosotros: la creatividad y la intuición natural necesarias en toda sesión de masaje, que como proceso vivo debe reflejarlas, dibujando una experiencia única que alcanza lo más sublime de cada uno.

Describimos un ejercicio sencillo que repetido a diario nos permitirá relajarnos y aumentar nuestra energía física y mental, y que realizado justo antes del masaje nos permitirá alcanzar este estado de armonía entre cuerpo y mente, tan necesario para una plena y satisfactoria sesión.

Visualizar la respiración

Buscaremos un lugar tranquilo y relajante, sin ruidos, que favorezca la realización de este ejercicio. Nos colocaremos de pie, con los pies apoyados con firmeza y suavidad en el suelo, de modo que tengamos la espalda erguida y los hombros relajados. Colocaremos las manos sobre el vientre, relajadas y formando un triángulo cuyo centro sea nuestro ombligo, tal como se aprecia en la foto. Cerraremos los ojos y respiraremos profundamente y muy despacio.
Nos fijaremos en cómo el aire se introduce en el cuerpo a través de las fosas nasales, sintiendo cómo llena los pulmones y cómo se expanden nuestro torso y nuestro abdomen. Cuando inspiremos visualizaremos una luz resplandeciente que entra en nuestro cuerpo, y al soltar el aire expulsaremos los pensamientos y aflojaremos cada parte de nuestro cuerpo, hasta sentir ligereza y sosiego interior.

Prolongaremos la sensación obtenida con una serie de respiraciones profundas, expansivas y serenas, que nos permitirán relajarnos y aumentar nuestra energía física y mental, a la vez que se armonizan los aspectos del cuerpo y la mente.

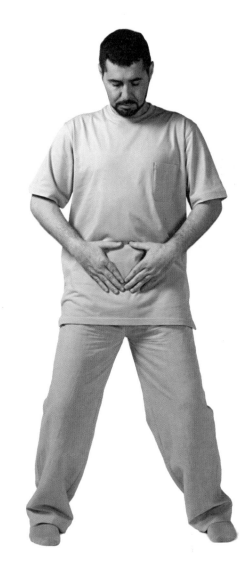

EJERCITAR LAS MANOS

Las manos son el instrumento que conjuga la técnica y el arte del masajista, así como su capacidad para expresar seguridad, comprensión y ternura. Desarrollan un abanico de matices: suavidad, fuerza, presión, o ese deslizamiento que envuelve como una caricia. Con un contacto adecuado, con un toque o una imposición firme, fluida, rítmica y flexible, podremos hacer que emerjan las emociones más intensas.

Todas estas cualidades que podemos transmitir con las manos logran una comunicación silenciosa y profunda, un contacto en el que más allá de las palabras y los pensamientos hace que nos sintamos aceptados y reconocidos en la propia piel, alimentándonos las necesidades más íntimas. Sin embargo, para conseguirlo debemos conseguir unas manos flexibles y relajadas, ya que sólo así alcanzarán toda la movilidad posible y la soltura necesaria para realizar un masaje.

La práctica asidua de los ejercicios descritos (previos además a toda sesión de masaje) nos permitirá desarrollar el potencial natural de nuestras manos, aportándoles sensibilidad y una mayor capacidad de percepción.

Fricción palmar

Juntaremos las palmas y realizaremos un movimiento simultáneo con ellas en el que cada una va en dirección contraria. Lo haremos repetidamente, confiriendo rapidez al ejercicio, hasta terminar sintiendo calor en las manos con la fricción. Finalizaremos el movimiento con una ralentización, hasta parar y hacer una pausa, manteniendo juntas las palmas mientras respiramos y percibimos la energía en ellas.

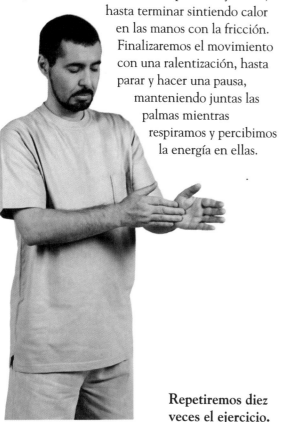

Repetiremos diez veces el ejercicio.

Tirar de los dedos

Con una mano cogeremos los dedos de la otra y los estiraremos. Lo haremos uno a uno, tirando con suavidad. Primero una mano y después la otra.

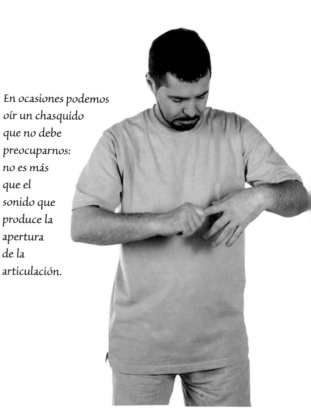

En ocasiones podemos oír un chasquido que no debe preocuparnos: no es más que el sonido que produce la apertura de la articulación.

El acordeón

Situaremos una mano frente a la otra, con los dedos separados y ligeramente doblados, y las yemas de los de una mano en contacto con las yemas de la otra. Realizaremos una presión que haga que los dedos de ambas manos entren en contacto por completo, estirándose. Luego aflojaremos y recuperaremos la posición inicial, como si nuestras manos fueran un fuelle que se contrae y se expande en un movimiento continuo.

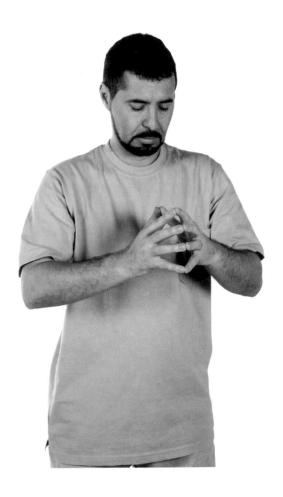

Repetiremos diez veces el ejercicio, como si nuestras manos fueran un acordeón que se abre y se cierra rítmicamente.

Cerrar el abanico

Con las manos abiertas y los dedos separados y relajados, cerraremos los dedos hacia las palmas de forma progresiva. Empezaremos por los meñiques hasta alcanzar el pulgar. Luego volveremos a abrir las manos, creando un movimiento rítmico. Las dos manos a la vez.

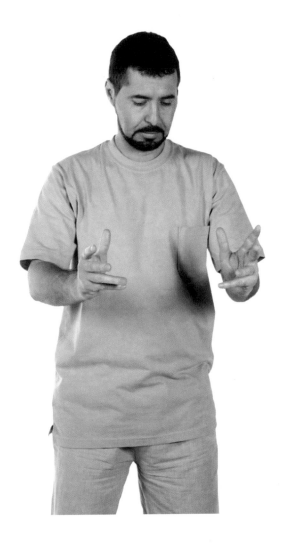

Realizaremos el movimiento completo de cerrar-abrir unas veinte veces, con ambas manos simultanea y alternadamente.

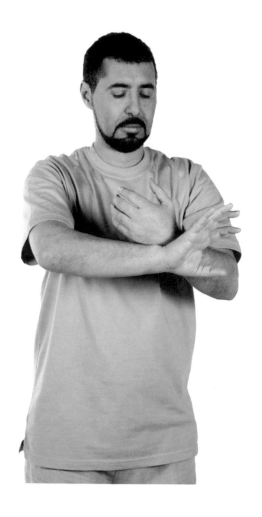

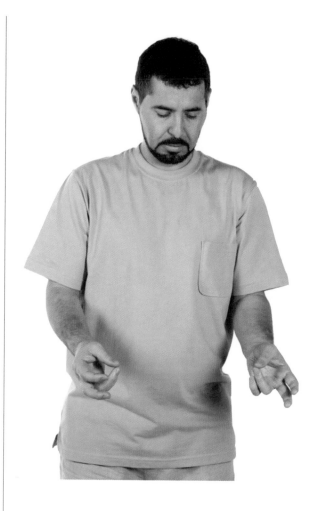

Mariposa

Uniremos nuestras muñecas por el dorso. La palma de una mano hacia delante y la de la otra hacia dentro. A continuación giraremos las manos de tal manera que la que está hacia dentro pase delante y viceversa, tratando de mantener las muñecas juntas.

Repetiremos el ejercicio descrito diez veces.

Arpegio digital

Con las palmas hacia arriba y los dedos ligeramente doblados y separados, realizaremos un roce suave sobre la yema de los pulgares con todos los dedos, a modo de arpegio. Desde los meñiques hasta el índice. Con ambas manos a la vez o alternándolas.

Repetiremos el ejercicio descrito diez veces.

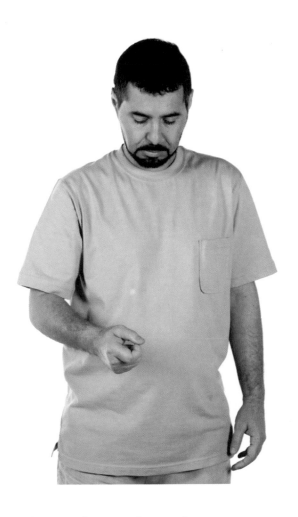

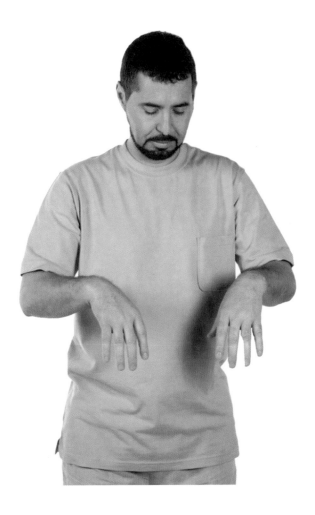

Amasado con los pulgares

Ahora cerraremos las manos con suavidad, dejando los dedos índices un poco más abiertos que el resto. Desde esa posición, amasaremos el lado del índice con el pulgar y luego trazaremos un círculo tan amplio como podamos.

Repetiremos el ejercicio diez veces. Pueden simultanearse las manos o hacerlo independientemente.

Sacudirse el agua

Relajaremos las manos y las colocaremos delante de nuestro pecho, con los dedos hacia abajo y manteniendo los brazos ligeramente flexionados. Realizaremos movimientos continuos de sacudida, aflojando las muñecas y los dedos, como si nos sacudiéramos unas manos mojadas.

Haremos unos treinta movimientos de sacudida.

Abanico palmar

Mantendremos los brazos ligeramente flexionados y las manos por delante del pecho, con las palmas hacia dentro. Realizaremos un movimiento de extensión y flexión continua, a modo de abanico, sintiendo el aire en el rostro. Relajaremos las muñecas y soltaremos las manos para que se produzca un movimiento libre y rítmico.

Estiramiento de brazos

Llevaremos las manos lentamente por delante del cuerpo, hasta por encima de la cabeza. Estiraremos los brazos y sentiremos cómo se estira toda la musculatura de la espalda. Intentaremos empujar con las manos hacia arriba, mientras mantenemos los pies firmemente apoyados.

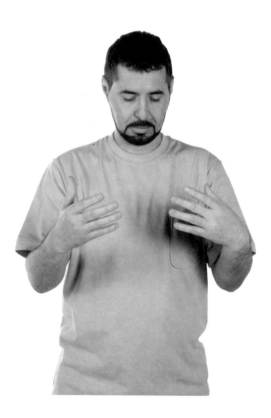

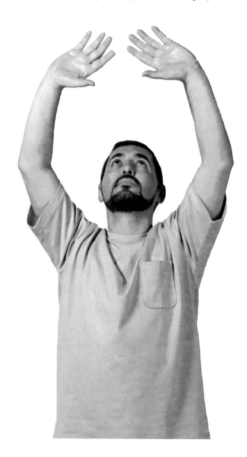

Repetiremos el ejercicio descrito treinta veces.

Repetiremos el ejercicio descrito de tres a cinco veces.

POSTURAS DEL DADOR

Si deseamos alcanzar habilidad y destreza en el masaje, lo primero que tenemos que aprender son las posturas apropiadas para lograr que nuestra expresión y sentimientos lleguen al receptor. Porque aunque lo más importante es el contenido y la intención que pongamos en las manos, desarrollar una postura correcta reducirá al mínimo el desgaste físico, energético y mental.

Una postura adecuada, tiene que tener, ante todo, estabilidad para que proporcione el equilibrio necesario para realizar los movimientos con fluidez y dominio de todo el cuerpo, y permita potenciar la naturalidad, a la vez que facilite aprovechar todos los recursos, la energía y el valor esencial de cada toque en su totalidad, con plena libertad.

A continuación se describen las cuatro posturas más habituales que se adoptan para realizar una sesión de masaje, aunque, como es obvio, tienen sus variantes, ya que el masaje es un acto cinético y creativo, y que cada persona tiende por su naturaleza a buscar su comodidad.

Postura natural

Esta postura es la que habitualmente adoptamos en nuestra vida cotidiana, aunque pocas veces somos conscientes de ella. Nos situaremos con los pies separados al ancho de la cadera y aflojaremos las rodillas, de modo que queden ligeramente flexionadas. Relajaremos los hombros y llevaremos la pelvis hacia delante lentamente. Debemos sentir que tenemos los pies apoyados con firmeza, pero sin tensión, y con la punta hacia fuera.

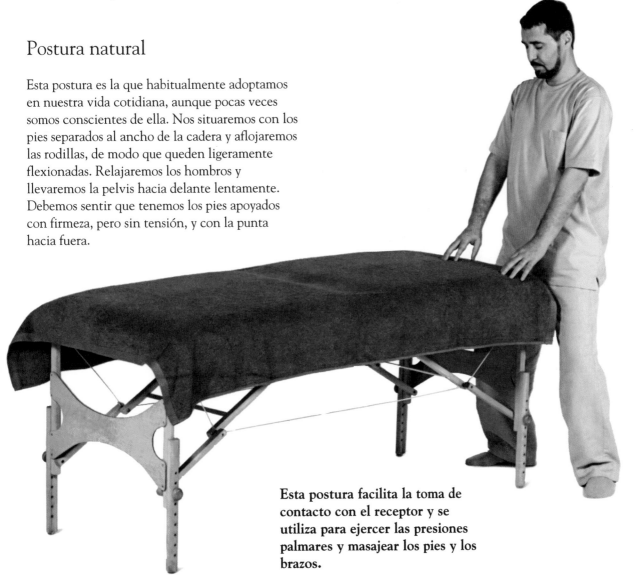

Esta postura facilita la toma de contacto con el receptor y se utiliza para ejercer las presiones palmares y masajear los pies y los brazos.

Posición adelantada

La posición adelantada es similar a la postura natural, pero ligeramente avanzada. A partir de esta posición podemos cambiar la posición de nuestro cuerpo y situarnos a un lado o a otro de la camilla. Se podría decir que es una posición de transición, entre la postura natural y la postura del arquero.

Indicaciones: *Con esta posición se pueden realizar cómodamente las técnicas que no precisan desplazamientos. También los amasados específicos que se realizan en los pies y en las manos.*

Esta posición nos facilita los movimientos de masaje en zonas específicas del cuerpo, como por ejemplo cuando realizamos el movimiento número 7 de la sesión de masaje.

Posición del arquero

Para situarnos en la posición del arquero partimos de la posición adelantada, avanzando la pierna que se encuentra por delante y flexionando la rodilla hasta que ésta quede perpendicular a la punta del pie, mientras tanto la pierna de atrás la dejamos ligeramente flexionada. En la postura del arquero los pies se encuentran separados a la anchura de los hombros y con la punta de los pies dirigidas hacia la zona que se masajea. El torso se mantiene erguido y los hombros lo más relajados posible. Esta postura nos permite un equilibrio corporal que nos ayuda a enfocar nuestra energía y aprovechar el peso corporal para aplicar las técnicas manuales durante ciertos movimientos del masaje.

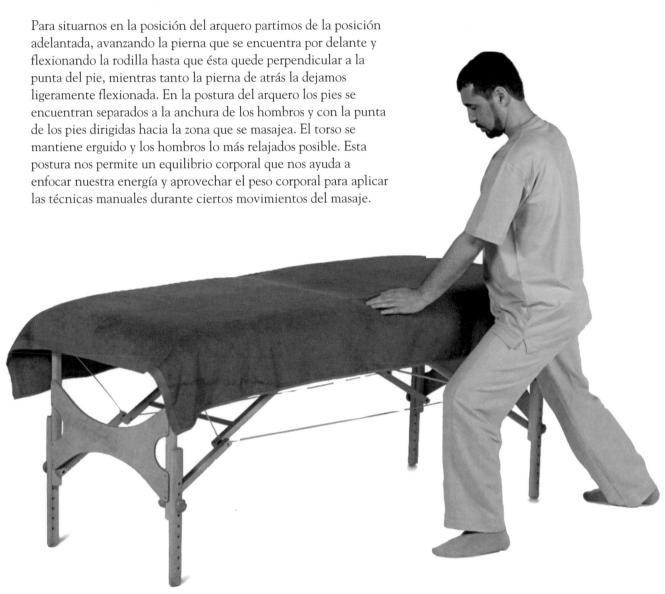

Con esta posición se tiene más facilidad para realizar movimientos largos y fluidos, aquellos que involucran un movimiento de inclinación y recuperación continua.

Postura de jinete con pies hacia fuera

Para adoptar esta posición, nos situaremos con los pies separados a
la anchura de los hombros y con la punta de los pies dirigidos hacia
fuera, unos 45° en relación al ángulo medio del cuerpo. El peso del
cuerpo se distribuye equitativamente entre ambas piernas, con las
rodillas ligeramente flexionadas. La espalda se mantiene erguida y
los hombros relajados.

**Esta es la posición más
utilizada cuando se
masajea la espalda, el
torso y las piernas,
porque nos permite
acceder cómodamente a
zonas amplias y
distantes.**

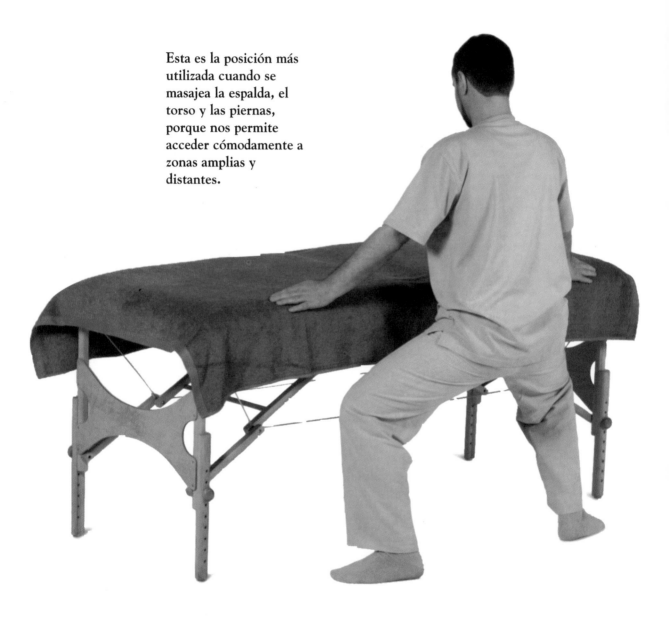

LAS TÉCNICAS BÁSICAS

El masaje es un proceso vivo, que se manifiesta a través del tacto dirigiéndose a lo más profundo de la persona que lo recibe. Por eso es importante conseguir destreza en las técnicas básicas, para así educar las manos, ya que éstas son el medio por el cual se despierta la sensibilidad corporal del receptor.

Familiarizarse y dominar las técnicas básicas permite ejecutar todos los movimientos con más confianza y seguridad. Conociéndolas, el masaje será más fluido y placentero. Luego, con la práctica consciente, desarrollaremos nuestras capacidades intuitivas y las formas preestablecidas se disolverán, para hacer de cada masaje una experiencia creativa.

LOS ROCES

Los roces consisten en un deslizamiento lento, suave y rítmico de las manos, que se amoldan cuidadosamente al cuerpo. Están indicados para iniciar el masaje, finalizarlo, aplicar aceite y pasar de un movimiento a otro con armonía y continuidad.

Los roces se pueden efectuar con toda la mano o con los dedos, pero en ninguno de los casos se ejerce presión, ya que el roce es un movimiento continuo y largo que abarca con delicadeza las diferentes partes del cuerpo, permitiendo enlazar los diferentes toques fluidamente.

Con los roces se pueden alcanzar un estado profundo de relajación, ya que con éstos se conecta el cuerpo con los niveles más profundos de la mente y se establece una relación consciente con el esquema corporal, acrecentando la sensibilidad y el sentimiento de profundidad.

LAS FRICCIONES

Las fricciones se realizan igual que los roces, pero ejerciendo una presión ligera, firme y suave sobre la piel. Se efectúan con las palmas de las manos, los dedos, los antebrazos y los nudillos. Se pueden realizar en una sola dirección con ambas manos, o en direcciones opuestas.

Las fricciones se pueden hacer combinando presión y velocidad, pero siempre deben efectuarse definiendo la dirección y el ritmo para que el estímulo sea uniforme. La más adecuada para el tipo de masaje que describimos es una fricción lenta y expansiva, que ponga de manifiesto la atención que se tiene al tacto.

Las fricciones aumentan la temperatura de la piel y favorecen la estimulación de las terminaciones sensitivas, produciendo un efecto tonificante en general.

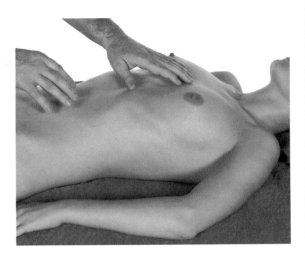

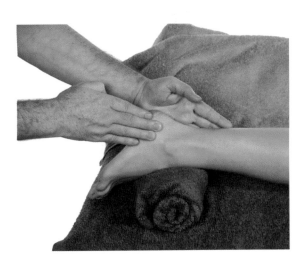

LOS AMASADOS

Las técnicas de amasado involucran diferentes movimientos en el masaje. Abarcan, comprimen y liberan alternativamente los músculos, de una manera rítmica y continua. Se realizan habitualmente con ambas manos, aunque también se pueden hacer con una sola.

Los amasados están indicados después de los roces y los deslizamientos, ya que se utilizan para relajar la tensión muscular, movilizar los fluidos internos y activar la circulación sanguínea y linfática.

Se realizan siempre sobre el tejido blando, creando movimientos en franjas que favorecen la elasticidad y la flexibilidad, a la vez que se liberan las bandas o corazas musculares formadas por la tensión contenida consciente o inconscientemente.

Para el masaje descrito en este libro debe aplicarse una ligera presión sobre la musculatura, para seguidamente liberarla sin pellizcar la piel (en ninguno de los casos se ahonda con brusquedad en las zonas carnosas).

Amasado palmodigital

Este amasado se realiza con las palmas de las manos completamente relajadas y cubriendo con ellas la mayor superficie posible. Junto con los dedos, las palmas se adhieren a la piel ejerciendo una ligera presión, a la vez que se traza un movimiento circular.

Los movimientos de este amasado se realizan aproximando las manos, una hacia otra, como si se quisieran encontrar, y sin pellizcar la piel. Los círculos se completan liberando la presión y alejando alternadamente las manos con armonía y suavidad, para repetirlo sucesivamente con un ritmo continuo y lento.

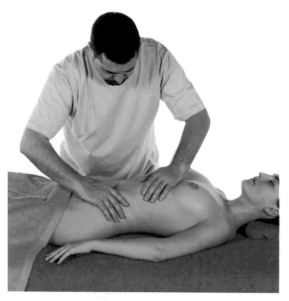

Amasado digital

El amasado digital se realiza con la yema de los dedos, formando pequeños círculos y con una presión oscilante entre superficial y profunda. Los dedos se mueven sincronizados, aunque cada uno realiza los círculos independientemente.

Este amasado se puede hacer con una sola mano o con ambas. Las manos se colocan a modo de cuenco con los dedos ligeramente flexionados y separados entre sí. El movimiento circular de los dedos se realiza hacia el exterior, en dirección a los meñiques, la mano derecha en el sentido horario y la izquierda antihorario. Los dedos trazan con las yemas círculos continuos, como remolinos de agua que se esparcen en la piel y alcanzan las fibras más profundas, aflojando la musculatura y abriendo senderos de bienestar a la vez que se aumenta la afluencia del riego sanguíneo y de los nutrientes en la zona.

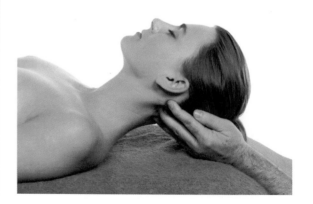

Amasado con los pulgares

El amasado con los pulgares se realiza con la yema de los dedos. Para efectuarlo, se ejerce una presión en la musculatura, a la vez que se deslizan los pulgares hacia los dedos índice, formando un círculo amplio sin llegar a pellizcar la piel. Esta técnica se puede hacer con ambas manos simultáneamente o alternadamente. También se puede realizar con una sola mano, dependiendo de la amplitud de la zona que se trabaje.

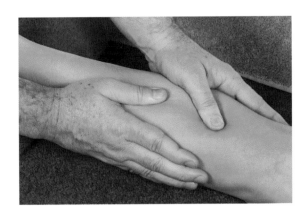

Amasado palmopulgar

El amasado palmopulgar se realiza en grandes superficies del cuerpo, describiendo movimientos ovoides en serie, que abarcan en franjas los contornos de las zonas masajeadas. Esta técnica se efectúa colocando las manos una frente a la otra, y ejerciendo una presión con las palmas de las manos al mismo tiempo que los pulgares arrastran la piel con suavidad hacia los dedos índice, sin pellizcarla. El movimiento que se realiza con las manos es alterno; marcando un centro imaginario entre las dos manos, mientras una mano se aproxima, la otra se aleja, desplazándose progresivamente en la zona que se masajea. Las manos forman dos olas que actúan como flujo y reflujo, una de ellas realiza una ligera presión con una intensidad moderada, mientras que la otra traza un movimiento suave que arrastra y mueve los flujos internos, comprimiendo suavemente los músculos y relajando los tejidos subyacentes.

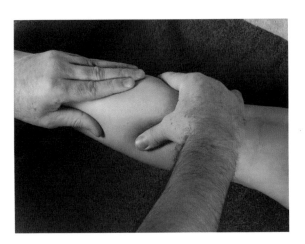

Amasado nudillar

Esta variante de las técnicas de amasado se puede utilizar en casi todo el cuerpo, y resulta muy útil en las pequeñas zonas musculares, como por ejemplo la planta del pie, donde actúa sobre las capas más profundas, permitiendo acceder a los puntos reflejos, relacionados con los órganos internos.

El amasado nudillar se realiza empleando todos los dedos, cerrando la mano formando un semipuño, con la yema de los dedos en la base de la mano. Se apoya el dorso de las segundas falanges en la zona a masajear y se efectúan círculos alternos, manteniendo los dedos doblados y describiendo con ellos círculos independientes y sincronizados que se realizan en el mismo lugar, avanzando o retrocediendo rítmicamente. Debe variarse la intensidad y el ritmo con armonía.

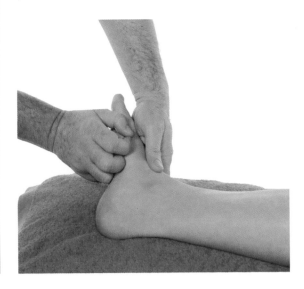

LOS DESLIZAMIENTOS

Los deslizamientos son movimientos largos que se realizan con las palmas de las manos o utilizando parte de los brazos, mediante una ligera presión creciente que finaliza con suavidad.

Los deslizamientos se pueden realizar con ambas manos alternada y rítmicamente, o con una sola mano. Se inician con suavidad y siguiendo una dirección definida y clara. Generalmente conectan una parte del cuerpo con otra, como por ejemplo el deslizamiento en la espalda, que une los hombros con la cadera, abarcando todo el costado y estableciendo una unión física y psíquica con las dos partes opuestas. También se aprovechan para realizar ligeros estiramientos de la piel.

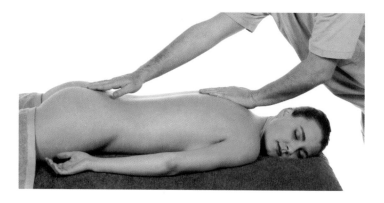

Los deslizamientos son apropiados para conectar una parte del cuerpo con otra, como por ejemplo el que se hace en la espalda, que abarcando los costados une hombros con cadera.

LOS ESTIRAMIENTOS

Los estiramientos se realizan sujetando con firmeza y suavidad las partes del cuerpo que queremos estirar. Cuando se observe o se sienta resistencia se debe aflojar lentamente, hasta dejar al receptor lo más cómodo posible.

Producen un alargamiento de la musculatura que favorece y aumenta la movilidad articular, liberando los bloqueos energéticos existentes en las articulaciones.

Los emplearemos para crear una sensación placentera de expansión, a la vez que se aumenta la consciencia de las diferentes partes que integran el cuerpo.

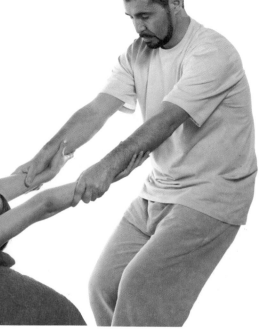

LAS PRESIONES

Al realizar una presión determinada en una zona del cuerpo se activan los mecanismos reflejos del organismo y se estimulan los medios de circulación sanguínea y linfática, a la vez que se influye en los canales de energía que se encuentran relacionados con los órganos internos y con los niveles psíquicos y emocionales. Las presiones se realizan progresivamente y respetando la sensibilidad del receptor, aprovechando el peso del propio cuerpo del dador, atendiendo a colocar adecuadamente las manos o las partes involucradas para ejercer la presión.

No necesitan ser profundas para ser efectivas, y deben realizarse con suavidad y siempre deben estar acompañadas por una exhalación profunda y larga, tanto del receptor como del dador.

Presión nudillar

La presión nudillar se realiza perpendicularmente, con la mano completamente cerrada y formando un puño relajado y sensible. Tiene una variante de rotación o movimiento circular, que le imprime características placenteras allí donde otras técnicas no son agradables.

Esta presión se aplica básicamente en los glúteos y en la planta de los pies, con lo cual la tensión de estas zonas del cuerpo se relajan de un modo eficaz.

Presión palmar alterna

La presión palmar alterna se realiza básicamente en los hombros, y consiste en ejercer una presión con ambas manos, primero una y después la otra. Cuando una mano ejerce presión la otra libera progresivamente la que ejercía, sincronizándose alternadamente. Se puede hacer en la cadera, en los pies e incluso en la espalda. El efecto de balanceo que se produce relaja la estructura corporal y libera los posibles bloqueos de energía que se encuentran a lo largo del cuerpo, especialmente en las articulaciones.

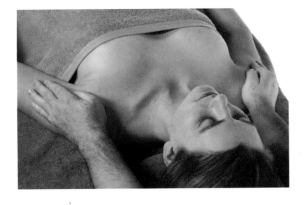

Las torsiones

Las torsiones son movimientos lentos, que se realizan con ambas manos a modo de brazalete, dirigiendo una mano en sentido opuesto a la otra.

Esta técnica es especialmente efectiva para relajar la musculatura y mejorar la circulación sanguínea, a la vez que se induce al inconsciente a sentir las direcciones opuestas y complementarias de la vida. Con ella se siente la estructura más profunda y se liberan las tensiones subyacentes.

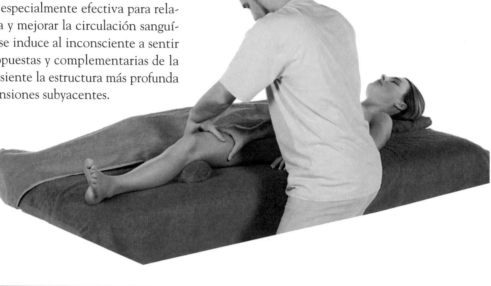

Los balanceos

Son movimientos oscilantes que se realizan progresivamente y con lentitud, hasta encontrar el ritmo apropiado del receptor, y manteniéndolos entonces con armonía y suavidad. Los balanceos nos hablan, nos indican qué nivel de tensión existe en el cuerpo físico, y con ellos se induce a una relajación de la estructura corporal y a soltar la musculatura y las articulaciones.

Con los balanceos se integran todas las partes, haciéndonos conscientes de la unidad y abandonando las pretensiones de un pensamiento fragmentado. Nos hacen sentir un todo que se manifiesta con fluidez y soltura.

El pensamiento, el gesto, y el sentir forman una gracia sublime de ingravidez interior, que se interrelaciona con lo más profundo de nuestra naturaleza, sin luchas y sin consumir la energía innecesariamente. Cuando somos arrullados al ritmo del balanceo, también nos adentramos en los niveles más profundos de nuestras necesidades primarias, y retornamos a la fuente a beber el néctar líquido de la sabia que fluye inagotablemente de nuestra esencia y más pura naturaleza.

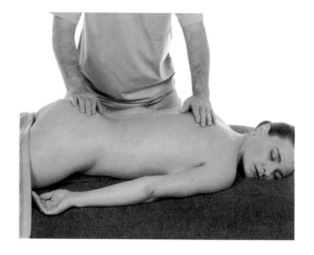

LOS MOVIMIENTOS CIRCULARES

Los movimientos circulares se hacen con una ligera presión de las manos o los antebrazos, describiendo círculos que dibujan el contorno de la zona del cuerpo donde se realizan, como por ejemplo la escápula o los glúteos. El trazo del movimiento debe ser lento y expresivo, combinando dos tiempos en el mismo, uno activo, cuando se inicia cada círculo, en el cual se ejerce una presión suave, y otro pasivo, cuando se completa el círculo, liberando la presión, y así sucesivamente. Gracias al efecto de fricción circular y continua de estos movimientos, se activa la circulación sanguínea en la zona, y aumenta la temperatura y se disipa la fatiga mental.

Los movimientos circulares inducen a la relajación; de hecho el aceite se esparce con roces circulares y continuos, que abarcan todo y representan el vacío como esencia del todo; quizá sugieren la rueda de la vida, y en cierto modo el infinito y los ciclos de las estaciones. Emocionalmente, estos movimientos nos transmiten seguridad y confianza, a la vez que aumenta nuestra consciencia de expansión interior.

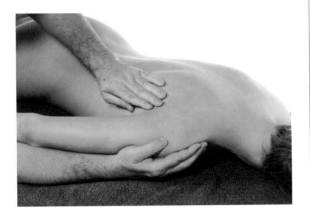

LOS TOQUES DE ENLACE

Los toques de enlace son amplios y sutiles deslizamientos que se realizan cuando se concluye una zona determinada del cuerpo. Su finalidad en el masaje es o establecer una unión entre los lados trabajados y los que se van a trabajar a continuación o al concluir una secuencia de masaje.

Estos toques permiten unificar las partes opuestas y armonizar los hemisferios. También se logra movilizar la energía de una parte del cuerpo a otra, al mismo tiempo que se despierta o se acrecienta la consciencia corporal con una profunda sensación de expansión y globalidad.

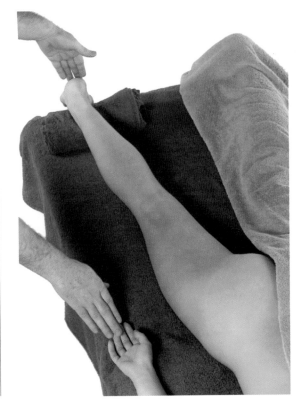

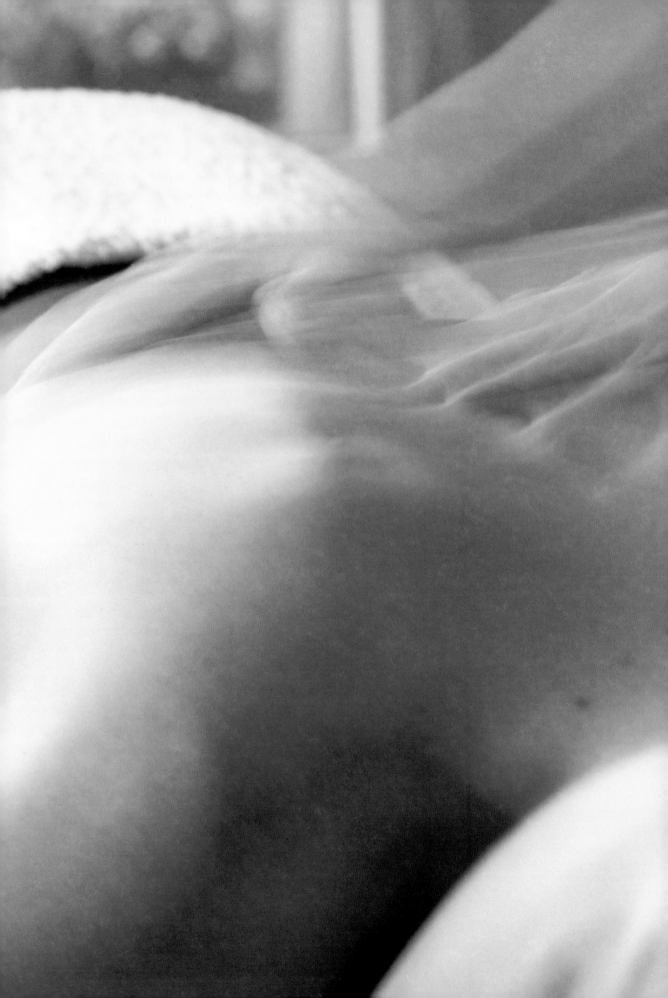

Cuarta parte

SESIÓN DE MASAJE
PASO A PASO

La sesión de masaje que te proponemos facilita una relajación profunda del sistema nervioso a través de la integración corporal. Los toques largos, suaves y envolventes transmiten al receptor la sensación de unidad y totalidad. Los toques cortos y localizados le despiertan su percepción sobre zonas ignoradas o sensibilidades desconocidas. El orden de la secuencia está en armonía con el recorrido natural de la energía; al completar la sesión, queda integrado el ciclo energético que regula las funciones vitales y potencia los procesos de autocuración.

Posición boca abajo

La posición boca abajo nos permite abrir las puertas de la energía del cielo, que es descendente, al igual que el sistema nervioso. En esta posición se trabaja la espalda, los hombros, las nalgas, las piernas y los pies. Se entabla una relación de vínculo con la propia naturaleza, a la vez que se entra en un estado de relajación profunda y liberadora. Al iniciar el masaje en esta posición podemos establecer un contacto de seguridad y apoyo.

TOMA DE CONTACTO

1. Centrarse en la energía

Para empezar la sesión, nos colocaremos en la postura natural frente a la cintura del receptor, cerca de su cadera. Antes de iniciar el masaje, debemos encontrar nuestro propio centro. Para ello respiraremos profundamente, sintiendo el aire que entra y sale del cuerpo, renovando nuestra energía. Mientras lo hacemos, visualizaremos una luz que emerge lentamente del centro de la tierra y nos invade con su energía.

Visualización: Nos permitiremos sentir una luz que asciende del centro de la tierra, percibiendo cómo invade nuestro cuerpo, expandiéndose, subiendo cada vez más y más con cada inhalación, desde nuestras piernas hacia el bajo vientre, y de ahí hacia el corazón.

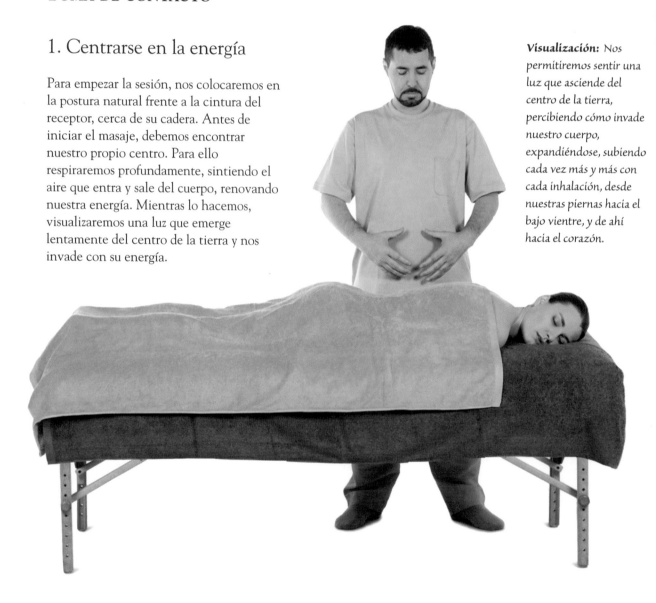

2. Descubrir la espalda

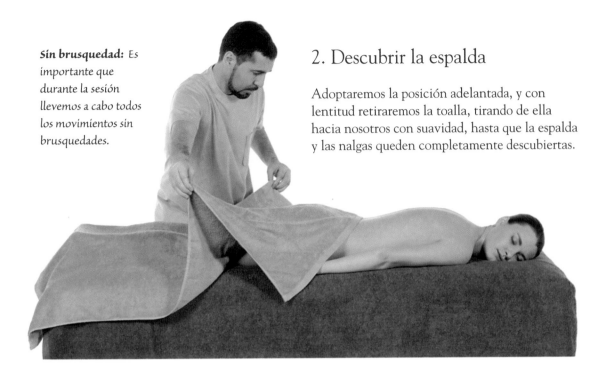

Sin brusquedad: Es importante que durante la sesión llevemos a cabo todos los movimientos sin brusquedades.

Adoptaremos la posición adelantada, y con lentitud retiraremos la toalla, tirando de ella hacia nosotros con suavidad, hasta que la espalda y las nalgas queden completamente descubiertas.

3. Sentir la energía del receptor

Ahora nos colocaremos frente a la espalda del receptor, adoptando la que hemos llamado postura del jinete. Aproximaremos nuestras manos a su espalda, abriéndolas como muestra la fotografía. Sin entrar en contacto con su piel, realizaremos movimientos lentos y amplios en el cuerpo sutil del masajeado, percibiendo las ondas de energía que emanan de él. El movimiento de nuestras manos deberemos generarlo desde el centro de nuestro cuerpo.

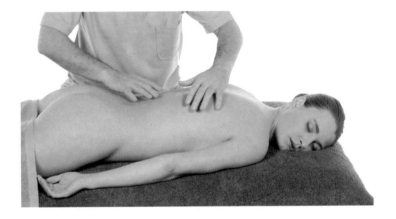

La percepción de cada uno comprende una amplia variedad de sensaciones (incluso de colores) que se captan con las manos y se manifiestan en todo el cuerpo en oleadas sucesivas de energía.

4. Sintonizarnos con el receptor

Este primer contacto físico con el receptor nos va a permitir establecer un diálogo sin palabras con él que facilitará el inicio de una sesión armónica, fluida y gratificante para ambos. Partiendo de la posición anterior, dejaremos que nuestras manos reposen delicada y cálidamente sobre la espalda del receptor. Nuestra mano izquierda la situaremos en la parte alta de la espalda (entre las escápulas), mientras que la derecha la dejaremos descansar sobre la zona lumbar. La presión que ejerceremos con nuestras manos la acompasaremos con nuestra respiración y la del receptor: cuando inspiremos dejaremos de presionar, y cuando soltemos el aire presionaremos suavemente.

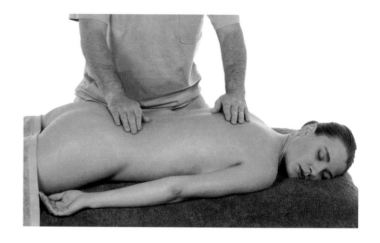

En este **primer contacto** prestaremos atención a lo que requiere el cuerpo físico, mental y emocional del receptor. Atenderemos en todo momento, procurando percibir todas sus necesidades.

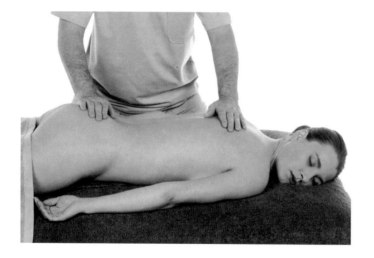

La mano que escucha: La mano izquierda, situada suavemente sobre las escápulas, capta la movilidad de la columna y cómo ésta y la región lumbar se relajan.

5. Vaivén de cadera

Seguimos en la postura del jinete, frente a la espalda del receptor. Situaremos nuestra mano derecha sobre el sacro del receptor y la izquierda sobre las escápulas. Con la derecha, y realizando una presión suave, empujaremos hacia delante la cadera. Cuando lleguemos al límite, dejaremos de ejercer presión y atraeremos hacia nosotros la cadera del receptor.

El movimiento de vaivén lo repetiremos varias veces, con ritmo y continuidad.

6. Deslizamiento palmar en la espalda

Desde la posición anterior, adoptaremos la posición adelantada. Apoyaremos la mano izquierda en la camilla y llevaremos la derecha desde la cadera hasta la nuca, siguiendo el eje de la columna. Simultáneamente al deslizamiento de la mano derecha, nos desplazaremos hacia la cabecera de la camilla, conjuntando ambos movimientos de forma armónica.

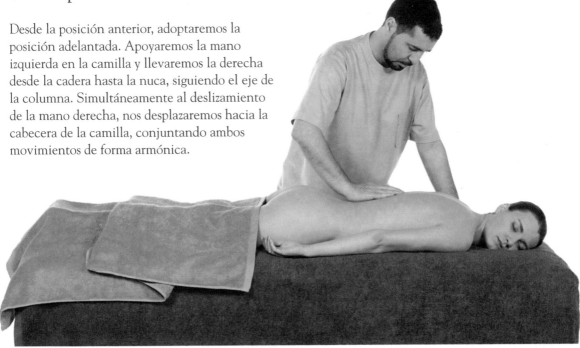

7. Fricción circular en la base del cráneo

Desde la cabecera de la camilla, adoptando la posición adelantada, colocaremos los dedos en la base del cráneo del receptor. Procurando tenerlos relajados, los curvaremos ligeramente y haremos pequeños movimientos circulares con ellos, recorriendo toda la parte posterior de la cabeza. Para terminar el movimiento, deslizaremos con suavidad la mano derecha desde la cabeza hasta el sacro, a lo largo de la columna vertebral. La mano izquierda sale por la cabeza desde la nuca.

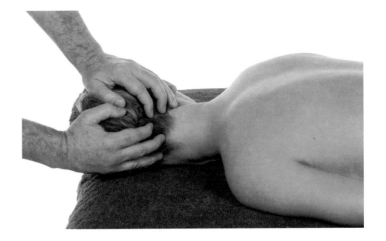

Los círculos *los efectuaremos muy lentamente, pero con firmeza. Gracias a ello conseguiremos liberar la tensión del cuero cabelludo y facilitar que la mente se despeje y se abra hacia paisajes agradables.*

LA ESPALDA

8. Aplicar aceite en la espalda

Manteniendo el contacto con el receptor, nos colocaremos frente a su espalda, adoptando la postura del jinete. Nos aplicaremos aceite y luego lo esparciremos sobre la espalda del receptor mediante amplios roces circulares que abarquen toda la espalda, incluso los costados y las nalgas. Los movimientos serán continuos y alternos, sincronizando las manos y adaptándolas a toda la espalda de forma que la cubran con fluidez y confianza. Nos desplazaremos lentamente hacia la cabecera, manteniendo el ritmo y avanzando hacia los hombros.

Aplicarnos aceite: Nos esparciremos aceite en los antebrazos y las manos realizando fricciones suaves, para estimular la energía y calentarlas.

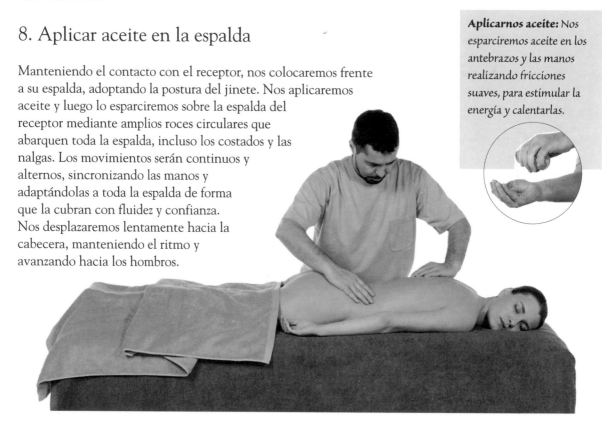

9. Presión palmar con deslizamiento en los hombros

Finalizaremos la aplicación del aceite con roces circulares en los hombros. Nos mantendremos en esa posición y adoptaremos la posición adelantada. Pondremos las manos sobre los hombros del receptor y con las palmas ejerceremos desde los hombros una presión deslizante por los brazos, recorriéndolos por el lado interno para salir por las manos con suavidad.

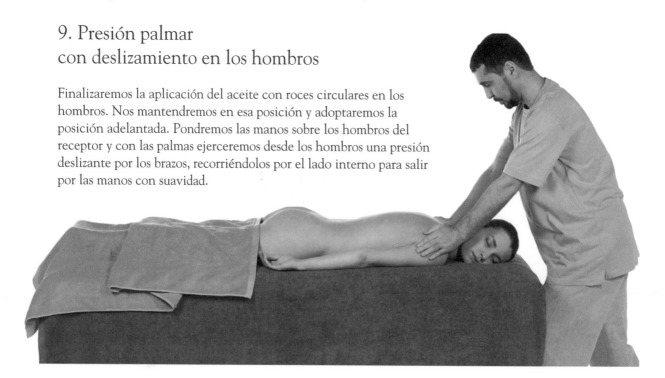

10. Roce palmar hacia la nuca

Este movimiento enlaza con la finalización del anterior, ya que volveremos a subir realizando un roce con las manos por los lados externos de los brazos, desde las manos a los hombros. En la última fase deslizaremos las manos con firmeza (pero con suavidad) por los trapecios hasta alcanzar la nuca, saliendo de ella con un roce delicado (como se aprecia en la imagen inferior).

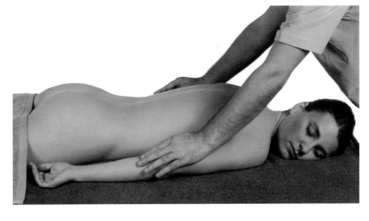

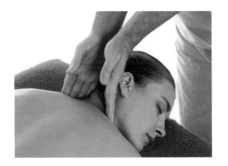

Roce sutil: Cuando regresamos de las manos del receptor con el roce sutil, apenas tocamos su piel. Al hacerlo, visualizamos una energía resplandeciente que entra en su cuerpo, llevada por nuestras manos hasta su cuello. Debemos permitirnos sentir esa energía y proporcionar al receptor paz interior.

11. Deslizamiento palmar en la espalda

Con las manos como se describe en la fotografía de la derecha, relajaremos las muñecas y las deslizaremos por ambos lados de la columna hasta llegar al sacro, donde las giraremos hacia fuera, envolviendo las nalgas con un movimiento circular completo. Mientras inspiramos, continuaremos con un deslizamiento de ambas manos por los costados hasta llegar al pliegue de las axilas, tirando con suavidad. Para finalizar, desde las axilas, deslizaremos las manos por el contorno de los hombros hasta alcanzar el cuello.

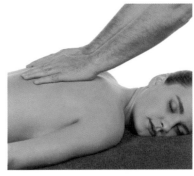

Realizaremos el movimiento dos veces.

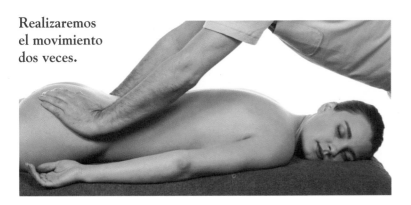

Posición inicial de las manos: Colocaremos las manos en la parte superior de la espalda, situándolas sobre las escápulas y a ambos lados de la columna, con los dedos juntos, dirigidos hacia abajo y paralelos entre sí.

12. Deslizamiento con manos encaradas

Aunque sigue el mismo recorrido que el movimiento anterior, este movimiento introduce una variante que lo hace más expresivo y completo. Manteniendo la posición de manos que se describe en la foto de la derecha, soltaremos el aire mientras deslizamos ambas manos hasta llegar al sacro. Allí apoyaremos los antebrazos en la parte baja de la espalda y envolveremos las nalgas con ellos y las manos en un movimiento continuo. Con un roce firme, regresaremos con manos y antebrazos por los costados hasta las axilas, desde donde moldearemos los hombros y el cuello con un roce delicado como el que describe la última fase del movimiento 10.

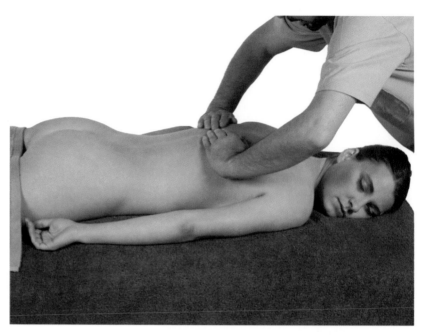

Posición de las manos: *Colocaremos las manos en la parte superior de la espalda, encarándolas y apoyando las palmas a ambos lados de la columna.*

Realizaremos este movimiento dos veces seguidas, y a continuación repetiremos los movimientos 9 y 10 antes de pasar al movimiento siguiente.

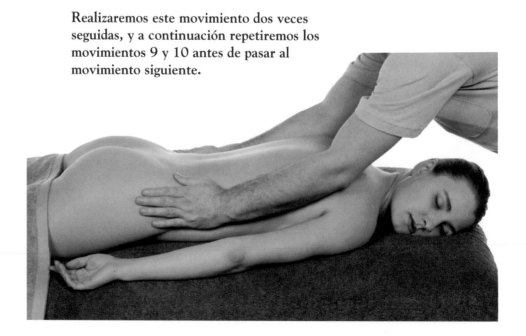

13. Deslizamiento palmar alterno en el costado

Para realizar este movimiento nos situaremos en la posición adelantada, desplazándonos desde la cabecera hacia el lado de la camilla. Para realizar el deslizamiento palmar deberemos adaptar nuestras manos al contorno de la espalda, ahuecándolas. Las deslizaremos por el costado una tras otra: mientras una sale del glúteo con suavidad, la otra entra en el hombro para recorrer todo el costado.

Realizaremos este movimiento diez veces seguidas en cada costado.

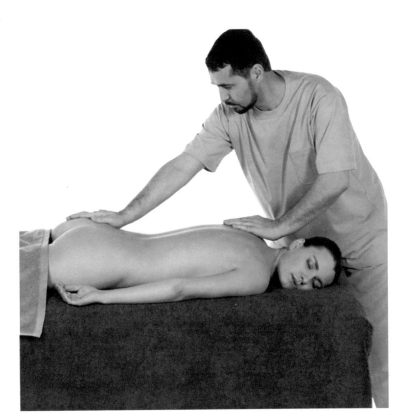

14. Deslizamiento palmar alterno en la columna

Nos colocamos en posición natural en la cabecera de la camilla. Haremos el movimiento liberando la presión, con las manos relajadas. Nos ayudará visualizarlas como si fueran olas que avanzan alternativamente desde la base del cuello hasta el sacro, siguiendo el eje central de la columna.

Repetiremos el movimiento unas diez veces.

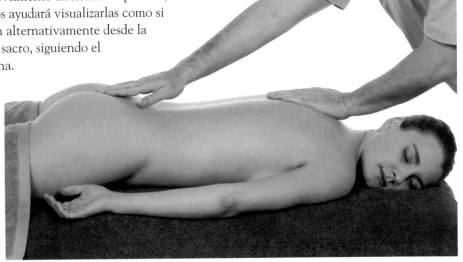

15. Deslizamiento palmar a dos manos

Manteniendo la posición natural en la cabecera de la camilla, colocaremos una mano encima de la otra y las deslizaremos nuevamente sobre la columna, desde la base del cuello hasta el sacro, donde las separaremos para envolver las nalgas y regresar por los costados hasta los hombros.

Desde los hombros repetiremos los movimientos 9 y 10 antes de pasar al movimiento siguiente.

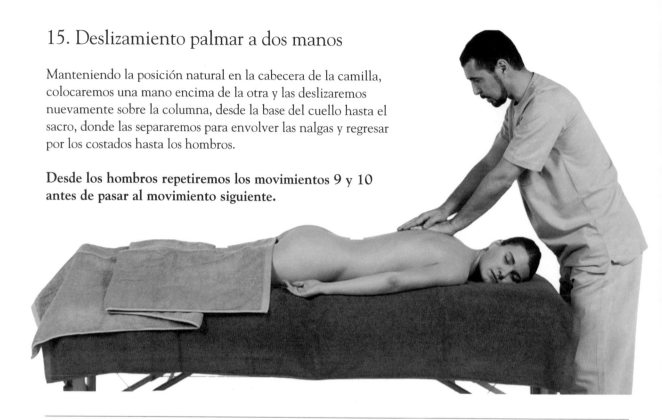

16. Deslizamiento en zambullida con manos y antebrazos

Desde la posición en que finalizamos el movimiento anterior, juntaremos las palmas y colocaremos los cantos de las manos en la parte superior de la espalda.Comenzando con las manos y continuando con los antebrazos, ejerceremos una presión deslizante y suave en dirección a la cadera. Al llegar a ésta, abriremos las manos y los antebrazos para envolver con ellos los glúteos. Balanceando la espalda con suavidad, regresaremos por los costados, tirando de ellos hasta alcanzar las axilas, desde donde deslizaremos las manos siguiendo el contorno de los hombros hasta el cuello.

Realizaremos el movimiento descrito dos veces.

Contacto pleno: Es importante que durante todo el movimiento mantengamos en contacto los cantos de las manos y los antebrazos con la espalda del receptor.

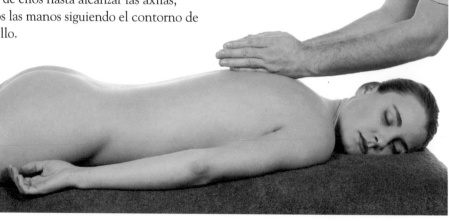

17. Deslizamiento palmar en los costados

Manteniendo nuestra postura en la cabecera de la camilla, colocaremos las manos en los costados, a la altura de la cintura del receptor. Una mano la deslizaremos lentamente hacia delante, hacia la cadera, y la otra hacia atrás, hacia la axila, y luego a la inversa.

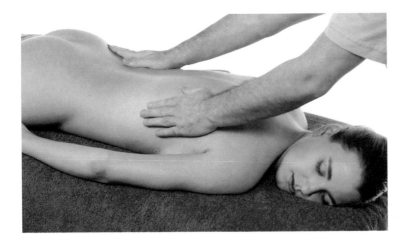

Sincronizar las manos: Este es un movimiento largo que debe realizarse muy lentamente. Debemos procurar que las manos lleguen al tiempo a los puntos opuestos: una a la axila y la otra a la cadera.

Realizaremos diez veces el movimiento de deslizamiento palmar en los costados.

18. Circuito palmar en la espalda

Al finalizar el movimiento anterior tendremos una mano en la cadera y la otra en el hombro. Moveremos ambas simultánea y sincrónicamente. Mientras la que tenemos en la cadera sube por el costado hasta alcanzar el hombro y volver a bajar por el lado de la columna, la mano que teníamos en el hombro baja por el lado de la columna hasta la cadera y sube luego por el costado hasta el hombro.

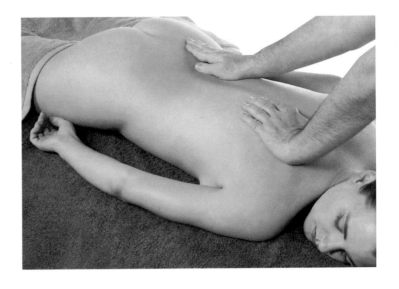

Realizaremos el movimiento de seis a diez veces y lo finalizaremos repitiendo los movimientos 9 y 10 antes de pasar al movimiento siguiente.

71

19. Abanico palmar en la espalda

Manteniendo la posición del ejercicio anterior, colocaremos las manos en los hombros del receptor para ejercer una presión palmar alterna y circular a lo largo de toda la espalda. Para ello debemos trazar círculos continuos, primero hacia un lado de la espalda y después hacia el otro. Desde los hombros se baja meciendo rítmicamente la espalda con la presión ejercida, hasta alcanzar la cadera y los glúteos. Regresaremos nuevamente a los hombros y volveremos a bajar de nuevo a la cadera.

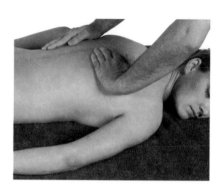

Posición de las manos se adaptarán a la espalda y realizarán una presión desde los lados de la columna vertebral hacia los costados. Para trabajar cada costado deberemos variar la posición de las manos, tal como muestran las diferencias entre una y otra foto.

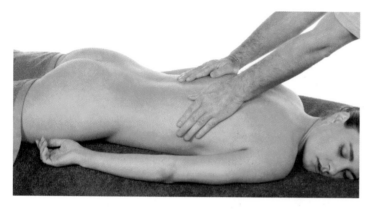

20. Amasado circular con los pulgares

Empezaremos en la cadera, donde terminamos el movimiento anterior. Abrimos las manos para abarcar el contorno completo de la espalda. Utilizaremos los pulgares para amasar la musculatura con movimientos circulares amplios desde los lados de la columna hacia los costados. Así, subiremos hasta los hombros y volveremos a bajar hasta la cadera. A continuación deslizaremos las manos por los costados para realizar el movimiento 12.

Finalizaremos el movimiento enlazando el pase del movimiento 9, movimiento del que saldremos desplazándonos hacia el lateral izquierdo de la camilla.

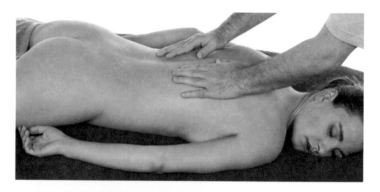

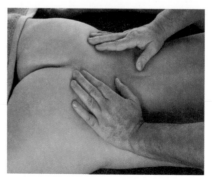

Las palmas de las manos descansan con los dedos relajados sobre la espalda mientras los pulgares ejercen el amasado.

TRABAJAR INDEPENDIENTEMENTE LOS COSTADOS

La serie formada por los movimientos 21 a 30 se realiza primero en un costado y luego sobre el otro. En el libro se describe sólo la realizada sobre el costado derecho. La serie que trabaja el lado izquierdo se realiza inmediatamente después y es exactamente igual, excepto por lo especificado en el recuadro de la derecha.

Precauciones: Los movimientos circulares descritos en esta serie de movimientos del 21 al 30 tendrán el sentido horario en el costado derecho, pero el contrario en el izquierdo.

21. Amasado palmar en el costado

Nos colocaremos frente a la cadera del receptor en la postura del jinete, con los hombros relajados.Colocaremos las manos en la nalga derecha, adaptándolas al contorno, e iniciaremos un amasado alterno con ambas manos que irá ascendiendo por el costado de glúteos a cintura,

intercostales y franja axilar, para proseguir por el hombro y el cuello, masajeando esta última zona con un movimiento amplio y envolvente que desmenuzará la tensión que aquí se tiende a acumular. El movimiento lo terminaremos sujetando con una mano la nuca y con la otra el hombro derecho. Tiraremos como si quisiéramos estirar el cuello y soltaremos en seguida, empalmando con un roce palmar hacia la cabeza con la mano que sujetaba la nuca, y desde el hombro a la mano del receptor con la otra.

Realizaremos el movimiento dos veces.

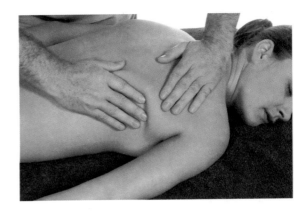

Para trabajar en la zona del hombro y del cuello y para la última fase del movimiento, **giraremos la cabeza** del receptor sí, como ocurre en la fotografía, éste tiene la cara mirando hacia el hombro sobre el que vamos a trabajar. También podemos hacérsela girar antes de empezar el movimiento.

22. Círculos en el costado

Volveremos a girar la cabeza del receptor de manera que su cara mire en dirección al costado que estamos trabajando. Colocaremos las manos como se indica y las deslizaremos hacia abajo. Antes de que los dedos toquen la camilla realizaremos un giro hacia dentro con ambas manos, como si quisiéramos que sus dedos se encontraran. Desde la parte central, recorreremos todo el costado, separando cada vez más las manos hasta alcanzar el hombro con una y el glúteo con la otra. Para acabar, describiremos tres círculos en el hombro y en el glúteo, y saldremos con un deslizamiento simultáneo de nuestras manos a lo largo del brazo y la pierna del receptor. Desde el hombro, la mano izquierda se desliza por el brazo derecho del receptor hasta alcanzar su mano, y la derecha lo hace desde el glúteo por la pierna del receptor, hasta alcanzar su pie.

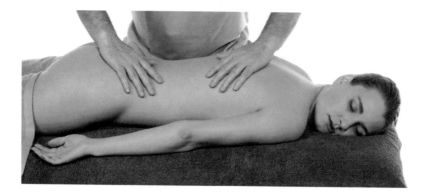

Las palmas de las manos las colocaremos sobre la zona de la espalda más alejada de la columna, con los dedos descansando sobre los costados. Las manos las tendremos separadas y encarándose un poco, acoplándolas al contorno de la espalda y lo más relajadas que podamos.

23. Deslizamientos transversos en el costado

Seguimos situados frente a la espalda del receptor. Colocando las manos como se indica, desde sus hombros empezaremos un deslizamiento palmar alterno por el costado, que trazará franjas horizontales en la espalda hasta llegar a la cadera, desde donde volveremos a ascender realizando el mismo movimiento hasta llegar al hombro, donde saldremos, desplazando nuestro cuerpo hasta el lado derecho de la camilla, con un deslizamiento por el lado interno del brazo (primero con una mano y después con la otra), hasta salir por la mano del receptor, lentamente y con suavidad.

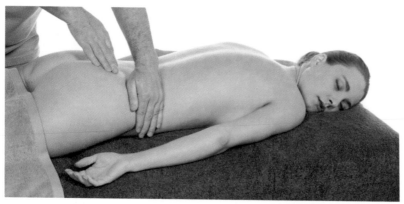

Colocamos las manos una al lado de la otra, en la zona de la espalda más alejada de la columna, con las palmas en contacto con la musculatura de la espalda y los dedos dirigidos hacia la camilla.

EL HOMBRO

Para trabajar la zona del hombro con comodidad (movimientos 24 a 28) deberemos desplazarnos al otro lado de la camilla. Además, deberemos volver a girar la cabeza del receptor, de modo que se quede con la cara mirando hacia el lado contrario al que trabajaremos.

24. Deslizamiento palmar circular

Adoptando la postura del arquero, nos colocaremos a la altura del hombro del receptor, al otro lado de la camilla, para realizar un deslizamiento palmar rebordeando la escápula. Mientras con la mano derecha levantamos un poco el hombro, con la izquierda describimos un movimiento circular en la escápula. El recorrido se inicia en la parte baja de la escápula y la sigue, ascendiendo en el sentido de las agujas del reloj (en el caso del hombro izquierdo en el sentido contrario), ejerciendo una presión suave que convertiremos en un roce al sobrepasar la parte superior.

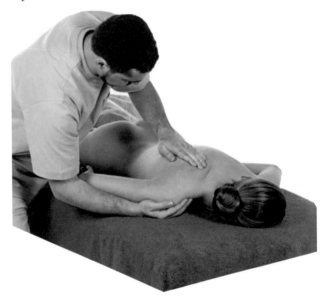

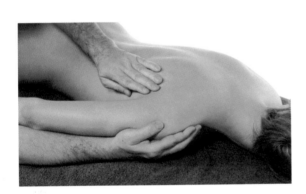

25. Movilización del hombro

Desde la posición anterior, sujetando con la mano izquierda la escápula por su reborde interno, movilizaremos el hombro en ambos sentidos, levántandolo y bajándolo. Luego tiraremos con suavidad de él hacia nosotros y simultáneamente lo empujaremos hacia el receptor, tirando de él hasta que observemos que su cabeza se mueva.

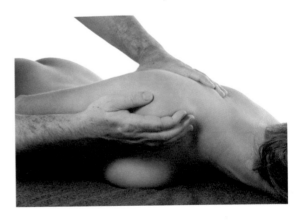

26. Deslizamiento con el antebrazo

Manteniendo la misma posición anterior, apoyaremos el antebrazo en la escápula y lo deslizaremos por ella describiendo un círculo a su alrededor.

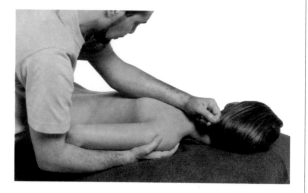

Precauciones: Hay que evitar que el codo haga presión y procurar realizar el movimiento con todo el antebrazo de modo que envuelva la escápula.

27. Onda palmar

Ahora quitaremos la mano derecha que sostiene el hombro del receptor y lo dejaremos reposar sobre la camilla. A continuación colocaremos una mano al lado de la otra y apoyaremos con suavidad las palmas sobre la escápula, de manera que los dedos quedan relajados sobre el hombro derecho, adaptándose a él. Sin desplazar las manos de esta posición inicial, realizaremos un movimiento circular.

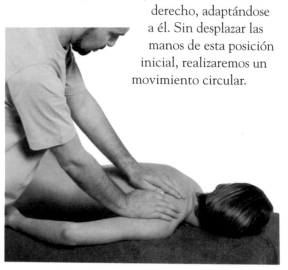

28. Soga palmar

Seguimos situados en la misma posición. Cogeremos el brazo derecho como se muestra en la imagen, y alzándolo ligeramente realizaremos un deslizamiento palmar alterno por el brazo hasta llegar al codo. Volveremos de nuevo al hombro y bajaremos de nuevo, pero esta vez realizando un amasado de pulgares alterno, desde el hombro a la palma de la mano. Para finalizar volveremos al hombro, bajaremos haciendo un deslizamiento palmar alterno completo a todo el brazo, y saldremos por la mano con delicadeza.

La secuencia de la soga consiste en deslizar las palmas alternativamente con un ligero balanceo. Las manos bajan consecutivamente, como si se estuviera exprimiendo el brazo. Lo haremos lentamente, con firmeza y precisión.

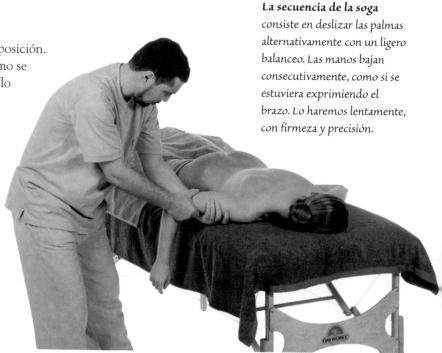

29. Círculos en el costado

Antes de empezar este movimiento es necesario regresar a la posición que ocupábamos antes de trabajar el hombro. Iremos al otro lado de la camilla y nos volveremos a colocar frente a la cadera del receptor. Colocaremos las manos en la nalga derecha del receptor y haremos movimientos circulares con las manos en dirección al hombro. Con la mano izquierda (la que va por debajo) haremos círculos continuos sin separarla del costado. Con la derecha (la que va por encima) realizaremos semicírculos amplios, pasándola por encima de la otra mano cada vez que se encuentren.

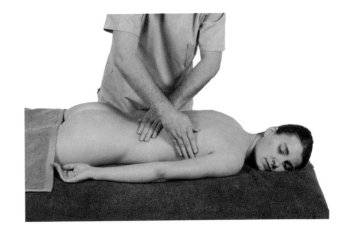

Realizaremos el movimiento dos veces.

30. Círculos en el hombro y la cadera

Al finalizar el movimiento anterior dejaremos la mano izquierda en el hombro de receptor y bajaremos la derecha hasta su cadera. Primero simultáneamente y después de forma alterna, haremos círculos en el sentido de las agujas del reloj: contorneando la escápula con la mano izquierda y envolviendo el glúteo con la derecha.

Terminaremos saliendo por la mano y el pie del receptor con un movimiento de apertura final igual que el explicado en el ejercicio 22, que luego enlazaremos con la repetición del movimiento 23.

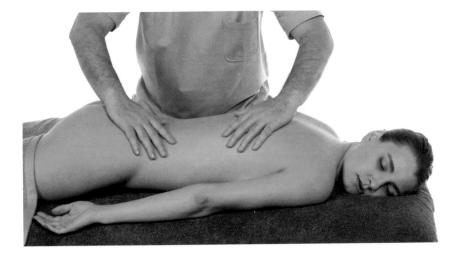

Las manos las colocaremos con los dedos descansando sobre los costados, acoplándolas al contorno de la espalda y lo más relajadas que podamos.

PARA FINALIZAR LA ESPALDA

Una vez hechos los movimientos 21 a 30 por ambos costados del receptor, entraremos en la serie final de la espalda, compuesta por nueve ejercicios que realizaremos con lentitud y suavidad.

31. Roce suave en la columna

Conectaremos la salida del movimiento anterior con la entrada de este movimiento. Nuestra mano debe salir de la del receptor y entrar por su sacro. Después de unos segundos de contacto, la llevaremos por el eje de la columna vertebral con un deslizamiento palmar suave que llegue hasta la nuca y salga por la cabeza.

Simultáneamente al deslizamiento, nosotros nos desplazaremos también hacia la cabecera de la camilla, sincronizándonos con el deslizamiento, hasta terminar ante la cabeza del receptor.

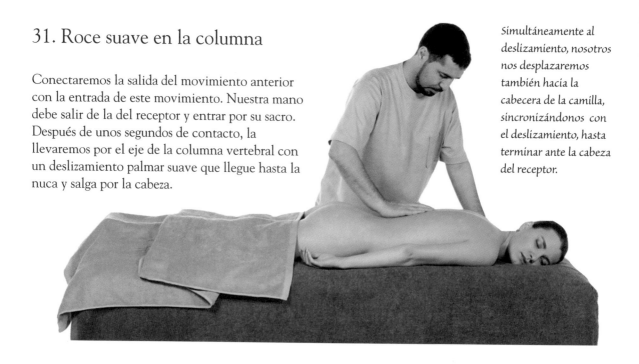

32. Roces alternos en la columna

Desde la cabecera situaremos una mano en la nuca y otra en el sacro. Después de dejarlas reposar unos segundos, las deslizaremos sobre la columna, desde el sacro a la nuca, como olas que se suceden, una tras otra, con suavidad y ritmo. Finalizaremos con el roce alterno en la base del cráneo.

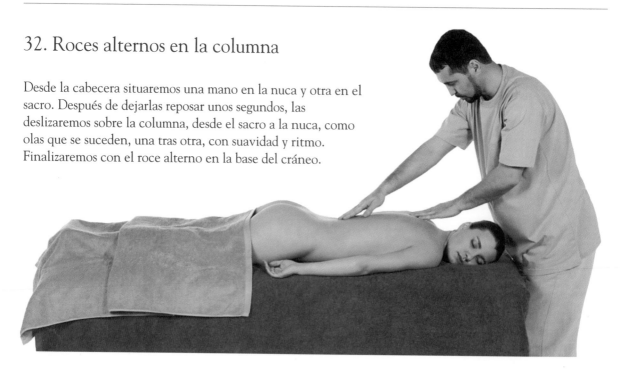

33. Abanico palmar en los hombros

Después de salir del movimiento anterior, colocaremos las manos
con los cantos hacia dentro y dejaremos que se deslicen por el
cuello completamente relajadas, siguiendo su contorno hasta los
hombros, y a continuación describiendo un círculo alrededor de
las escápulas. Lo haremos rozando profundamente su borde
interno, envolviéndolas. Cuando lleguemos a la parte superior
ejerceremos una presión suave y deslizante, abriendo las manos
hacia los hombros.

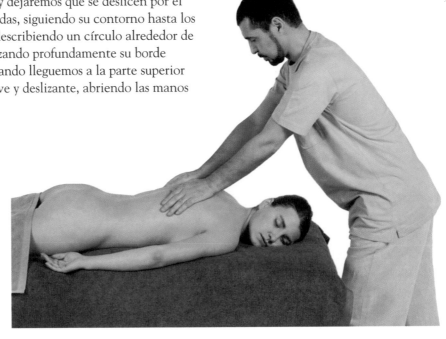

**Realizaremos el
movimiento cinco veces
con ambas manos
simultáneamente y seis
de forma alterna. Para
finalizar, haremos un
deslizamiento palmar por
el lado interno de los
brazos, regresando con
un roce suave hasta los
hombros.**

34. Danza con los antebrazos en los hombros

Para llevar a cabo este movimiento debemos
deslizar los antebrazos hacia el lado interno de las
escápulas, entrando por el cuello hasta alcanzar el
espacio que queda en medio de ellas. Una vez allí
describiremos un círculo amplio hacia fuera.

**Realizaremos
el movimiento
cinco veces con
cada uno de
nuestros brazos.**

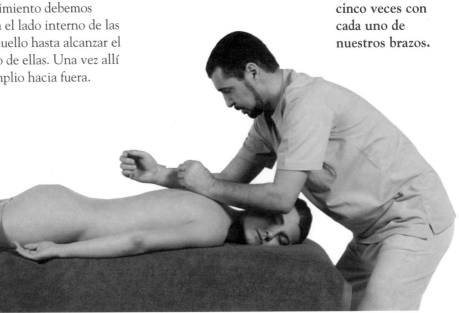

Las manos *debemos
tenerlas bien relajadas.
Dejaremos que sigan el
movimiento de los
antebrazos y que rocen
la espalda, danzando y
fluyendo
armónicamente.*

35. Zambullida en tres fases

En este movimiento debemos proceder con mucha delicadeza y suavidad, demorándonos en cada uno de sus pases. Situaremos nuestras manos con el canto colocado entre la columna vertebral y el lado interno de las escápulas. Desde esta posición realizaremos un deslizamiento de manos y antebrazos que se divide en tres fases.

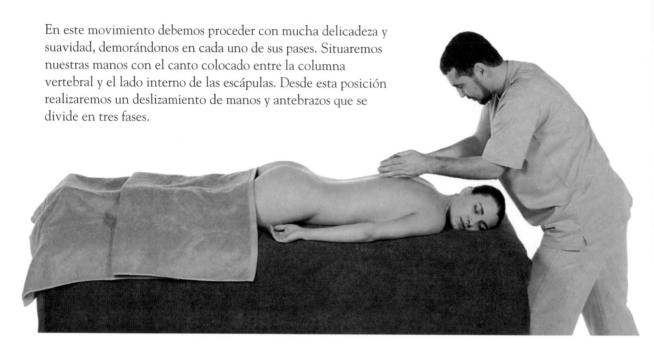

En la primera, las manos bajan siguiendo los lados del eje de la columna. Cuando los antebrazos empiezan a tocar la espalda los giraremos de forma simultánea, de modo que las palmas de las manos envuelvan la espalda. Cuando los codos hayan alcanzado el reborde superior de la espalda, abriremos los antebrazos formando un semicírculo y regresaremos por el costado. Volveremos a la posición inicial para empezar la segunda fase del movimiento, que consiste en un deslizamiento idéntico al de la primera fase, con la única excepción de que los antebrazos se separaran para formar el semicírculo y volver cuando los codos hayan alcanzado la parte inferior de las escápulas. En la tercera fase, que también se inicia igual que las dos anteriores, dejaremos que manos y antebrazos se deslicen por los lados de la columna vertebral hasta alcanzar el sacro, donde los abriremos para formar un semicírculo que envolverá los glúteos. Regresaremos por los costados hasta alcanzar los hombros y contornearlos ejerciendo una presión deslizante sobre ellos. Finalmente deslizaremos las manos por el lado interno de los brazos del receptor, para salir por sus manos.

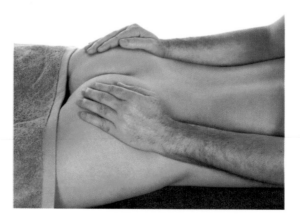

Contacto pleno:
Durante todo el movimiento debemos procurar que las manos y los antebrazos no se separen de la espalda del receptor.

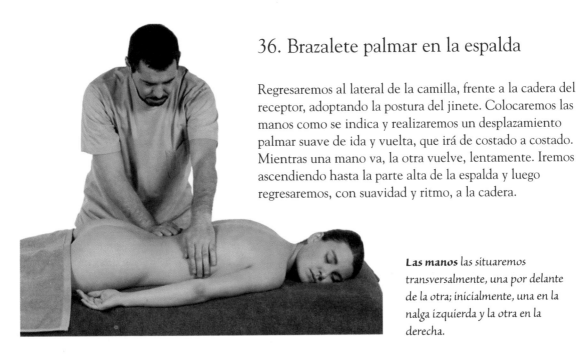

36. Brazalete palmar en la espalda

Regresaremos al lateral de la camilla, frente a la cadera del receptor, adoptando la postura del jinete. Colocaremos las manos como se indica y realizaremos un desplazamiento palmar suave de ida y vuelta, que irá de costado a costado. Mientras una mano va, la otra vuelve, lentamente. Iremos ascendiendo hasta la parte alta de la espalda y luego regresaremos, con suavidad y ritmo, a la cadera.

Las manos las situaremos transversalmente, una por delante de la otra; inicialmente, una en la nalga izquierda y la otra en la derecha.

37. Apertura de antebrazos en la espalda

Mantenemos la postura anterior apoyando los antebrazos en la zona media de la espalda. A continuación los separaremos siguiendo el eje de la espalda y ejerciendo una ligera presión deslizante. A medida que lo hacemos, iremos liberando la presión y los giraremos, de manera que las palmas nos queden boca abajo al final del deslizamiento. Saldremos con un roce por el cuello y los glúteos.

Realizaremos este movimiento dos veces.

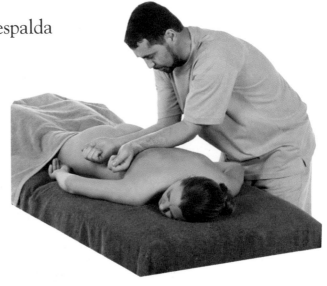

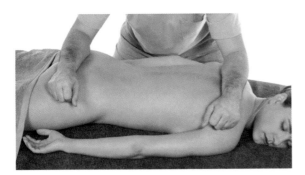

Colocaremos primero un antebrazo y luego el otro, lo más próximos que podamos entre sí y con las palmas de las manos mirando hacia arriba. Durante el movimiento giraremos los antebrazos para finalizarlo como muestra la foto de la izquierda.

81

38. Roce sutil global

Después de cubrir al receptor, realizaremos un roce sutil desde la cabeza a los hombros, continuando por los brazos hasta las manos. Luego efectuaremos el roce desde la cabeza a los pies, deslizando con suavidad las manos por el cuello, la espalda, la cadera y las piernas. Al llegar a los pies, detendremos las manos en ellos y saldremos despacio y con suavidad.

Cubrir al receptor: *Antes de iniciar este último movimiento, cubriremos al receptor con la toalla. Procederemos con suavidad y, si es necesario, añadiremos una manta para que se sienta cómodo.*

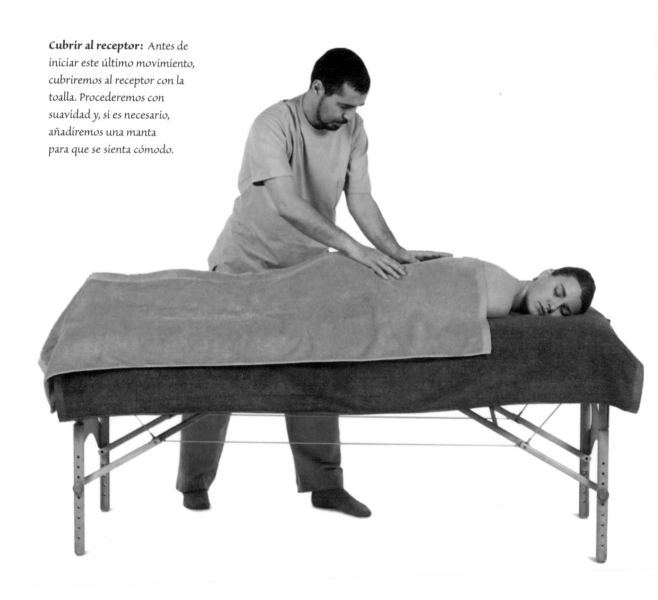

LA PIERNA

Al igual que en el caso de los costados, la serie de la pierna en posición boca abajo, formada por los movimientos 39 a 69, se realiza primero en una y a continuación en la otra. En las imágenes se describe sólo la realizada en la pierna derecha. La serie que trabaja la pierna izquierda se realiza inmediatamente después y es exactamente igual, excepto por lo especificado en el recuadro de la izquierda. Para empezar a trabajar, adoptaremos la posición adelantada al pie de la camilla y descubriremos la pierna del receptor: desde la cadera al pie.

39. Aplicar aceite en la pierna

Después de esparcirnos aceite como describe el recuadro, lo aplicaremos desde el glúteo al pie con roces suaves de las palmas y de las yemas de los dedos, con las manos relajadas y los dedos ligeramente separados entre sí. Deslizaremos una mano tras otra con pases largos y consecutivos, hasta esparcir el aceite por toda la extremidad.

Aplícarnos aceite: Nos esparciremos aceite en los antebrazos y las manos realizando fricciones suaves, para estimular la energía y calentarlas.

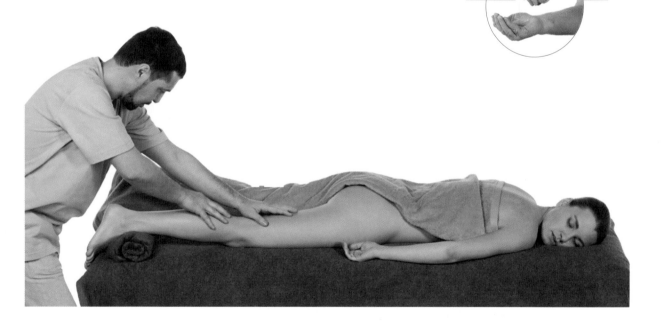

40. Fricción en U

Adoptaremos la posición del jinete
frente a la rodilla del receptor.
Colocaremos las manos en la corva y
las separaremos deslizándolas en
sentido inverso: una hacia arriba,
friccionando el muslo hasta el pliegue
del glúteo; la otra hacia la pantorrilla.
Luego giraremos las manos (como
dando una vuelta en U) y
regresaremos a la corva.

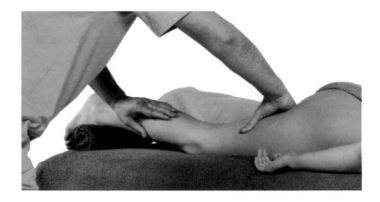

**Repetiremos cinco veces el movimiento y finalizaremos
deslizando las manos por los lados interno y externo de la
pierna hasta el pie.**

41. Vaciado venoso con manos antepuestas

Adoptando la posición del arquero a la altura del
pie del receptor, pondremos ambas manos en él y
las deslizaremos hasta el tendón de Aquiles. Allí,
las colocaremos encaradas, con los dedos
mirándose, situando la exterior (la derecha en la
foto) por delante. Relajaremos las muñecas y
procuraremos que las manos se adapten al contorno
de la pantorrilla. Haremos una presión suave,
comprimiendo el lado interno y externo de la
pierna. Iremos ascendiendo hasta la cadera, donde
envolveremos el glúteo con la mano que va por
delante mientras la que va detrás alcanza el pliegue
de la nalga. Regresaremos al pie con un roce
palmar por los lados interno y externo de la pierna.

**Realizaremos el vaciado de cinco a diez veces,
variando la intensidad, la presión y el ritmo
cada vez.**

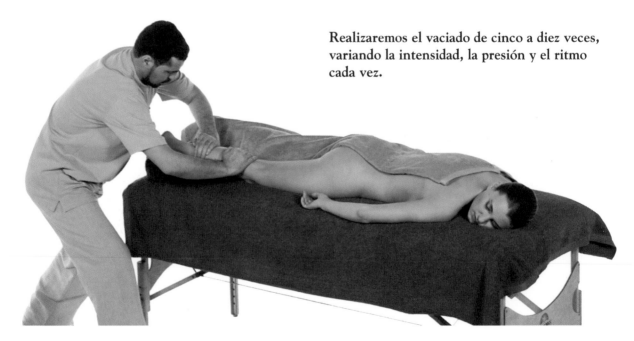

El glúteo

42. Roce palmar en el glúteo

Nos situamos en posición del arquero frente a la cadera del receptor, donde pondremos las manos sobre el glúteo. Con la mano exterior (la derecha en la foto) describiremos círculos continuos en el glúteo, y con la interior, trazaremos semicírculos, también sobre el glúteo, pasándola por encima de la otra cuando se encuentren.

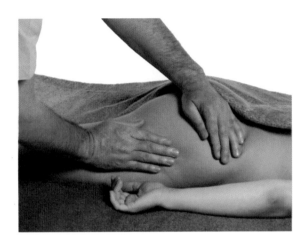

43. Espiral nudillar en el glúteo

Ahora pondremos las manos sobre la cadera, una delante de la otra, apoyando la zona nudillar en el glúteo y manteniendo las manos a medio cerrar. Con una presión suave, describiremos círculos en espiral hacia delante **con cada mano**. Al completar cada espiral lo repetiremos un poco más abajo, hasta haber abarcado toda la nalga.

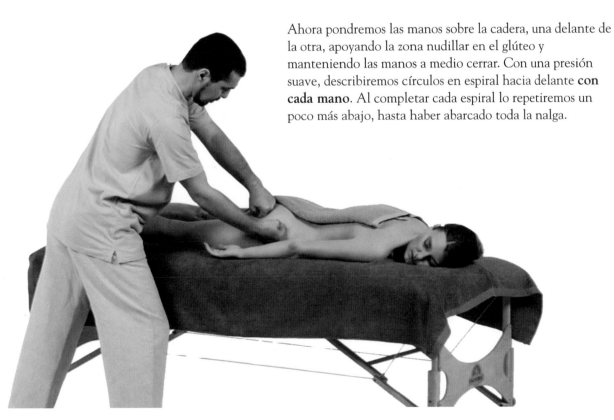

44. Círculos con el antebrazo y la mano

Retrasamos la posición del arquero y nos situamos al pie de la camilla. Colocaremos el antebrazo derecho en la cadera y la mano izquierda en la corva. La mano debe acoplarse a la parte posterior de la rodilla. A continuación trazaremos círculos: en el glúteo, con el antebrazo, y en la corva, con la mano. Los círculos deben realizarse en sentido contrario: los de la rodilla en sentido antihorario y los del glúteo en sentido horario (a la inversa cuando pasemos a masajear el otro lado).

Primero realizaremos los círculos de forma alterna, y luego de forma simultánea.

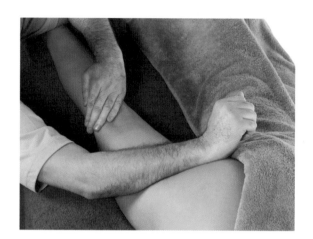

EL MUSLO

45. Amasado palmodigital en el muslo

Adoptaremos la postura del jinete, alzaremos el antebrazo derecho y apoyaremos la mano en el muslo mientras deslizamos la mano izquierda hacia el lado interno del muslo. Iniciaremos el amasado palmodigital con movimientos concéntricos, que irán desde la corva hasta el pliegue del glúteo, abarcando el lado interno, el medio y el exterior del muslo de forma uniforme.

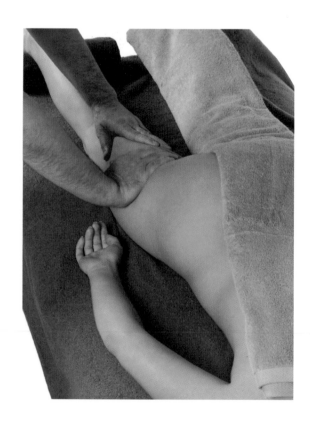

Relajaremos las manos y dejaremos que se metan debajo de la piel, incidiendo más con la mano izquierda que con la derecha.

46. Amasado con los pulgares

De nuevo adoptamos la posición del arquero, a partir de la postura del jinete. Colocaremos los pulgares en el centro del muslo, poniendo las manos tal como se indica. Realizaremos el amasado con los pulgares desde el centro del muslo hacia los lados, empezando en la corva para acabar en el glúteo, que también masajearemos.

Realizaremos el movimiento tres veces.

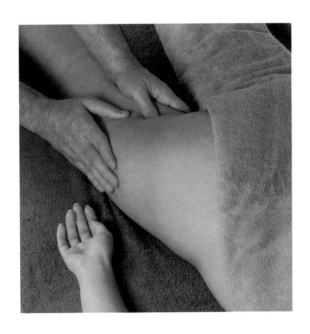

__Las manos__ deben estar relajadas y acopladas, contorneando al muslo, moldeándolo con firmeza.

47. Vaciado venoso en tres franjas

Desde la misma posición, pondremos las manos en la corva con los dedos dirigidos hacia arriba y completamente relajadas. Desde allí, realizaremos un deslizamiento corto, que empuje la piel hacia delante, y abriremos las manos en forma de abanico, hasta tocar la camilla. Volveremos deslizando las manos con suavidad a la corva y repetiremos el movimiento, pero en esta ocasión alargando el deslizamiento inicial hacia arriba, hasta alcazar la mitad del muslo. Y, finalmente, una vez más, hasta alcanzar el pliegue del glúteo con las yemas de los dedos, finalizando con una abertura en abanico de las manos, de modo que envuelva el muslo.

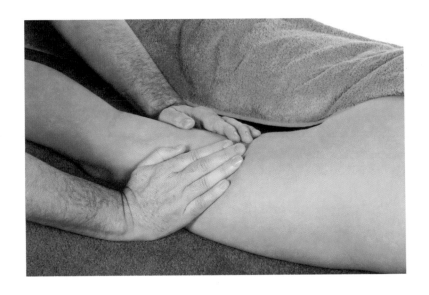

__Contacto pleno:__ Durante todo el movimiento mantendremos las manos en pleno contacto con el muslo.

48. Brazalete palmar en el muslo

Ahora nos colocaremos en la posición adelantada frente al muslo del receptor. Las manos las colocaremos de manera que los pulgares queden en el lado externo del muslo y el resto de dedos se dirijan hacia el interior, de forma que la mano adopte el contorno del muslo. Desde la zona central del muslo, deslizaremos las manos en sentido opuesto: una hacia el interior y la otra hacia el exterior. Cuando las manos tocan la camilla se invierte el sentido del deslizamiento, hasta que hayamos cubierto todo el muslo con este deslizamiento en franjas, que haremos rítmica y fluidamente.

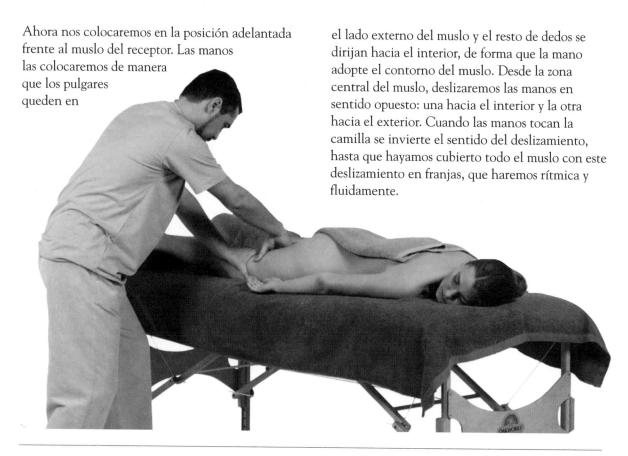

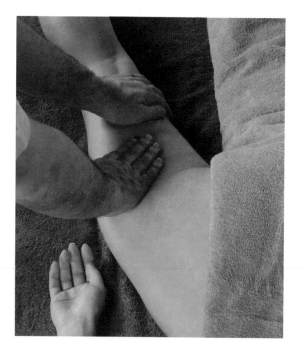

49. Deslizamiento palmar en el muslo interno

Manteniendo la posición adelantada nos situamos a la altura de la cadera del receptor. Colocaremos las manos adaptándolas a la forma del muslo interno, paralelas entre sí y con los dedos dirigidos hacia la camilla. Realizaremos roces con las palmas de forma alterna, una mano tras otra. Tiraremos hacia fuera y ligeramente en dirección a la cadera, desde la corva hasta alcanzar el pliegue del glúteo.

50. Abanico palmar en la corva

Al finalizar el movimiento anterior llevaremos la mano izquierda a la corva, mientras que colocamos la derecha encima de la otra mano. Desde allí, haremos un roce semicircular en sentido antihorario (de afuera hacia adentro), como si dibujáramos un abanico que se abre. Al completar el semicírculo, cubriremos la corva con la mano izquierda.

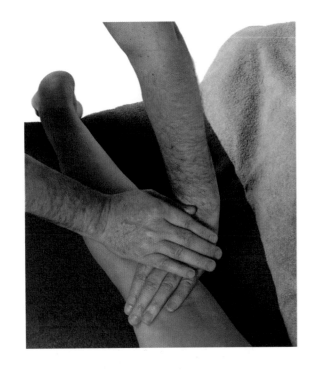

Realizaremos el movimiento alterno cinco veces, con suavidad, ritmo y soltura.

51. Deslizamiento palmar en la pierna

Desde la posición final del movimiento anterior, deslizaremos la mano izquierda por el lado interno de la pantorrilla. Cuando lleguemos al tobillo, alzaremos la pierna del receptor, pero no dejaremos de deslizar la mano, hasta alcanzar el dorso del pie. Luego haremos el mismo recorrido con la mano derecha. Mantendremos la pierna elevada, sujetándola con la mano que se desliza hacia el pie.

Realizaremos el movimiento diez veces, finalizando con la mano izquierda.

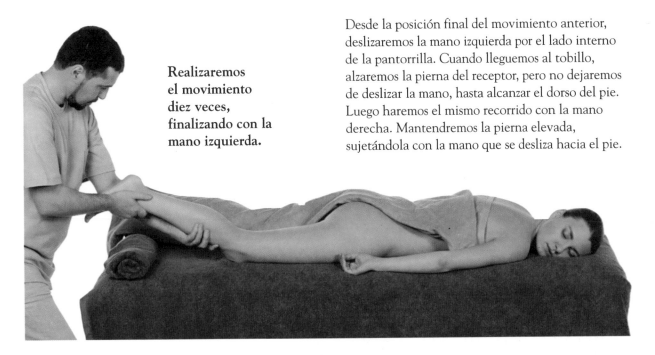

LA PANTORRILLA

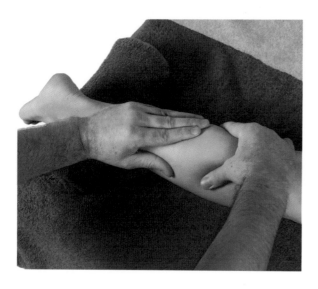

52. Amasado palmopulgar

Finalizamos el movimiento anterior con la mano izquierda, dejando la pierna apoyada. Al mismo tiempo iniciamos con la mano derecha el amasado en la pantorrilla, para seguidamente hacerlo con la otra mano. Mientras realizamos el pase nos situaremos en la postura del jinete frente a la pantorrilla del receptor.

Para realizar el amasado adaptaremos las manos al contorno de la pantorrilla, relajándolas. Igual que en el caso del muslo, es importante incidir más con la mano que va por el lado interno de la pierna.

53. Amasado con los pulgares

Nos colocaremos ahora en la posición adelantada a los pies de la camilla. Adaptaremos las manos a la pantorrilla de forma que la cubran por los lado, y empezaremos el amasado de pulgares cerca de la corva, bajando hasta alcanzar el tendón de Aquiles, desde donde volveremos a subir hacia la corva.

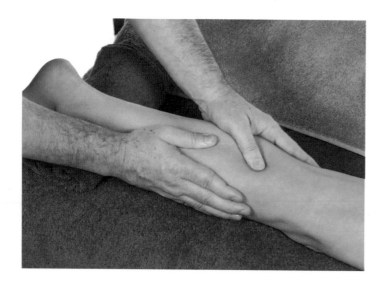

Repetiremos el movimiento de ida y vuelta tres veces.

54. Vaciado venoso en tres franjas

Desde la posición anterior, desde la corva abriremos las manos, deslizándolas con suavidad por los lados de la pierna hacia abajo, hacia el pie. En el pie, amoldaremos las manos al talón, con los dedos hacia el tendón de Aquiles. Desde allí, deslizaremos las manos hacia la mitad de la pantorrilla, con una ligera presión ascendente. Al alcanzar la zona media de la pantorrilla regresaremos hacia el pie con un roce suave por los lados.

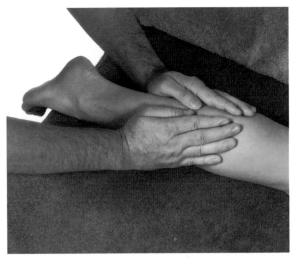

Repetiremos el movimiento dos veces más, acercándonos más a la corva en cada ocasión.

55. Fricción suave en el tendón de Aquiles

Cubriremos con las manos el talón, adaptando los dedos a los lados del tendón de Aquiles. Desde esa posición deslizaremos alternativamente las manos en un movimiento de ida y vuelta que produzca una fricción suave en el tendón: mientras una mano va hacia delante, la otra viene hacia atrás.

Realizaremos el movimiento completo de ida y vuelta diez veces, con ritmo y suavidad. Para finalizar, efectuaremos un vaciado venoso hasta la corva, abriremos las manos y regresaremos por los lados de la pierna hacia el pie con un roce suave.

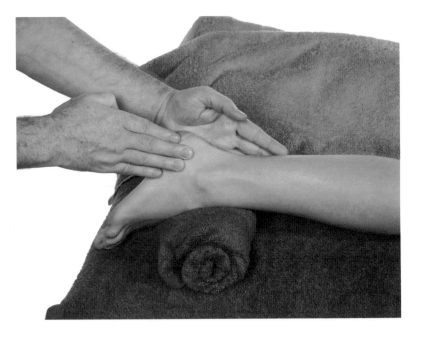

EL PIE

56. Círculos en los tobillos

Pondremos las manos con los dedos colocados en la cavidad que hay entre los tobillos y el tendón de Aquiles. Contorneando los tobillos con ambas manos, trazaremos círculos con los dedos. Al llegar a la altura del talón, ejerceremos una ligera presión con los dedos, siguiendo el surco del tendón de Aquiles.

Realizaremos cinco círculos completos para completar el movimiento.

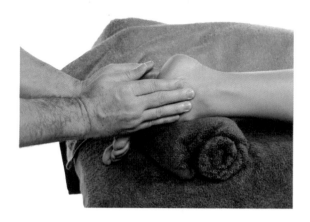

57. Amasado palmar en el talón

El movimiento consiste en deslizar primero la mano derecha por la planta del pie, en sentido ascendente, hasta alcanzar el talón. Al llegar a éste, lo apresaremos entre la mano y lo soltaremos con un roce suave, como si lo exprimiésemos. Luego haremos lo mismo con la mano izquierda.

Repetiremos el movimiento seis veces.

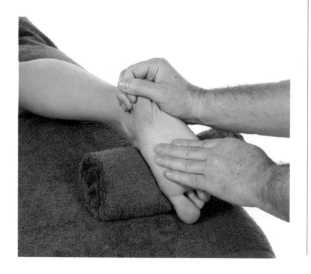

58. Deslizamiento palmar en el dorso del pie

Manteniéndonos en la posición anterior, giramos la mano derecha hacia el dorso del pie, deslizando ésta por él. Al mismo tiempo alzamos el pie ligeramente. Seguidamente deslizamos la mano izquierda, desde la pierna a la punta del pie, para hacerlo después con la mano derecha. Deslizaremos las manos, una tras otra, con ritmo y suavidad.

Efectuamos el deslizamiento unas seis veces.

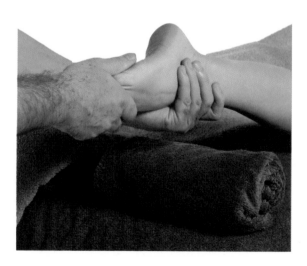

59. Deslizamiento con el canto de la mano

Nos colocaremos en posición adelantada. Sujetaremos el pie por el tobillo con la mano derecha colocada a modo de pinza. Con la mano izquierda (utilizando el canto) realizaremos un deslizamiento que irá desde el talón a la punta del pie, abarcando toda la planta. Saldremos por los dedos con un roce suave de la mano.

Realizaremos el movimiento cinco veces.

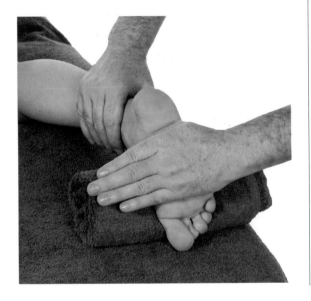

60. Rodillo nudillar

Desde la posición anterior, cerraremos la mano izquierda. Lo haremos llevando hacia la palma los cuatro dedos completamente estirados, a modo de medio puño, con el pulgar por fuera y relajado. Apoyaremos con delicadeza los nudillos en el talón y desde ahí realizaremos un deslizamiento a través de la planta del pie, saliendo con un roce palmar por la punta de los dedos.

Realizaremos el movimiento cinco veces.

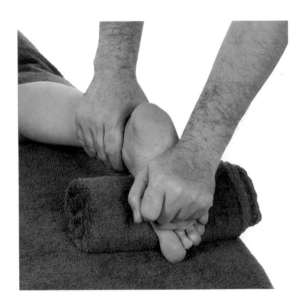

61. Amasado de pulgares en la planta del pie

Aún en la posición adelantada, sostendremos el pie del receptor entre nuestras manos, acomodándolas a su forma, con los pulgares abiertos, que colocaremos sobre la planta para realizar un amasado circular que irá desde el talón a la punta. Al pasar a masajear los dedos, utilizaremos el pulgar de nuestra mano izquierda para masajear el dedo gordo del pie del receptor, mientras que con el pulgar de nuestra derecha masajeamos simultáneamente el resto de dedos.

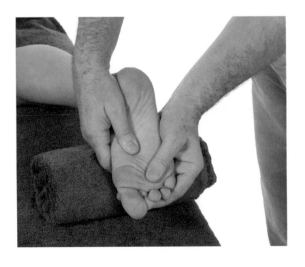

62. Deslizamiento con el antebrazo

Sin cambiar de posición, sujetaremos de nuevo el pie, tomándolo por la zona alta del talón. Apoyaremos el dorso del antebrazo izquierdo en el talón del pie, con la palma de la mano mirando hacia arriba. A continuación, deslizaremos el antebrazo por la planta del pie hacia los dedos, girándolo a la vez que lo bajamos, de forma que al llegar a los dedos del pie, la palma de la mano esté hacia abajo.

Repetiremos el movimiento tres veces.

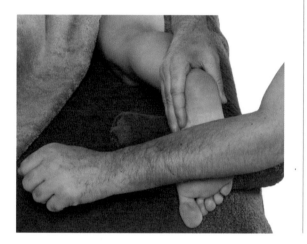

63. Abrir la planta del pie

Ahora cogeremos el pie con ambas manos, de manera que las bases de las manos (las eminencias tenares) se apoyen en la planta del pie mientras los dedos de nuestras manos recogen el dorso del pie del receptor. Empezando por el talón y en dirección a la almohadilla del pie, ejerceremos una presión firme y suave al tiempo que separamos las manos con un deslizamiento hacia los lados, tirando del pie con suavidad.

Repetiremos el movimiento tres veces.

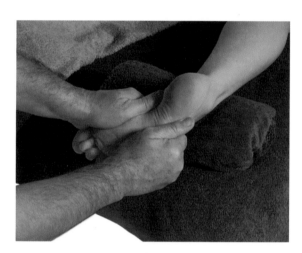

64. Movilizar el pie

Flexionaremos la pierna del receptor formando un ángulo de 90 °, sujetándola por encima del tobillo con la mano derecha y por el pie con la izquierda. En esa posición, movilizaremos el pie, haciéndole describir círculos en ambos sentidos con la mano izquierda.

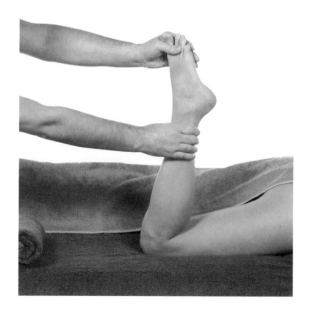

Realizaremos tres círculos hacia la izquierda y otros tres hacia la derecha.

Para finalizar la posición
boca abajo

65. Círculos con la pierna

Mantendremos la misma posición anterior. Haremos que la pierna realice una ligera flexión hacia el glúteo. Sosteniéndola con nuestra mano izquierda por el tobillo y con la derecha en la pantorrilla, describiremos círculos amplios, primero en un sentido y luego en el otro.

Realizaremos de tres a cinco veces el ejercicio, con lentitud y armonía.

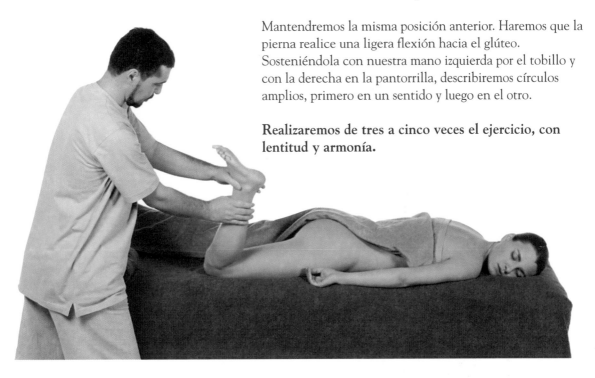

66. Vaciado en la pierna

Aún con la pierna del receptor en ángulo de 90 ^{0}, nos moveremos hacia la mitad de la camilla para sujetar la pierna desde atrás, con la mano derecha a la altura del tobillo, próxima al tendón de Aquiles, y la izquierda en la pantorrilla, ligeramente por debajo de la mano derecha. Con ritmo y lentitud, deslizaremos alternadamente las manos hacia la corva, moldeando la pantorrilla.

Realizaremos el movimiento completo de vaciado diez veces.

67. Deslizamiento palmar alterno en V en el muslo

Desde la posición anterior giraremos para adoptar
la postura del arquero, manteniendo la pierna del
receptor flexionada. Inclinaremos el cuerpo
ligeramente hacia la camilla y colocaremos la
mano derecha en el muslo, por delante del pliegue
de la corva. La pierna y el pie del receptor
descansan en nuestro brazo izquierdo. La mano
izquierda la ponemos también sobre el muslo, por
delante de la derecha. Con las manos como se
indica en el detalle fotográfico, haremos un
deslizamiento hacia la cadera: primero la mano
izquierda y luego la derecha.

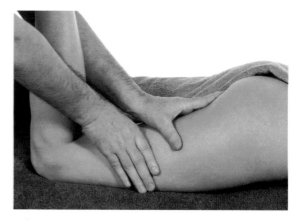

Colocaremos las manos
sobre el muslo formando una V, con los
pulgares separados, abarcando el
contorno de la pierna.

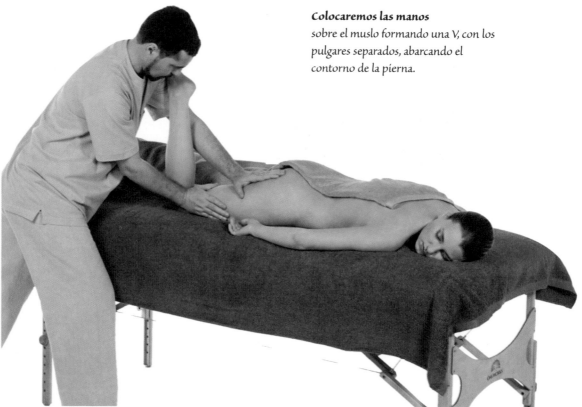

**Repetiremos el movimiento completo diez veces. Para finalizar,
deslizaremos la mano derecha por el costado, hasta el hombro y el brazo
del receptor. Mientras, la mano izquierda se desliza a través de la cadera
hacia la otra pierna. Ambas manos continúan el deslizamiento: la
izquierda baja por la pierna izquierda hasta salir por el pie, mientras
que la derecha baja por el brazo derecho del receptor, para salir por su
mano y enlazar en la cadera con la pierna derecha, recorriéndola hasta
salir delicadamente por el pie.**

68. Rodillo con el antebrazo en el muslo externo

Desde la posición anterior, con nuestra mano derecha cogeremos el pie del receptor y flexionaremos su pierna hacia dentro, de forma que el talón vaya hacia la cadera contraria. A la vez, pasaremos la mano izquierda por debajo de la pierna del receptor, para coger su rodilla y tirar un poco de ella: hacia fuera y hacia la cintura del receptor.

Atención: *Para realizar este movimiento es recomendable que el rostro del receptor esté hacia el lado que se está trabajando.*

Posición de los brazos: *Antes de realizar el movimiento retiraremos con suavidad los brazos del receptor, para así facilitar la flexión de la rodilla.*

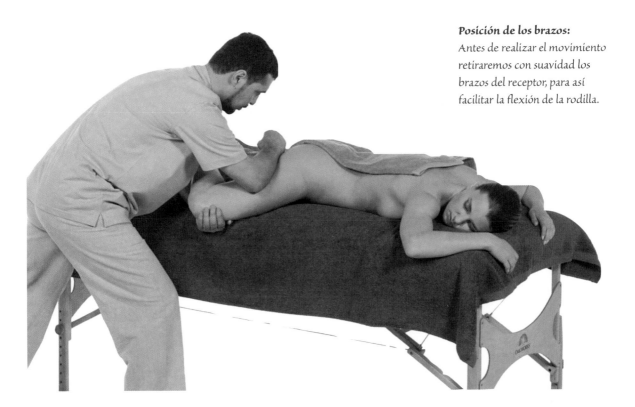

En esa posición, con la mano derecha realizaremos un roce palmar suave siguiendo el contorno de la pierna, desde el pie a la cadera, donde trazaremos un círculo palmar. A continuación, colocaremos el antebrazo derecho sobre la zona baja del muslo (cerca de la rodilla), con la palma mirando hacia arriba. Subiremos por el muslo hacia la cadera con un deslizamiento. Cuando estemos cerca del glúteo, giraremos el antebrazo para dejarlo en la posición que ilustra la foto y envolver con la mano la nalga.

Realizaremos el movimiento cinco veces. Para finalizar, efectuaremos el deslizamiento final que describe el movimiento anterior y después llevaremos delicadamente la pierna y los brazos del receptor a la posición inicial.

69. Roce palmar de integración

Ahora nos desplazaremos al lateral de la camilla, a la altura de la cadera, y adoptaremos la posición del arquero. Juntaremos las manos y las apoyaremos suavemente en la cadera, uniendo los índices y los pulgares para formar

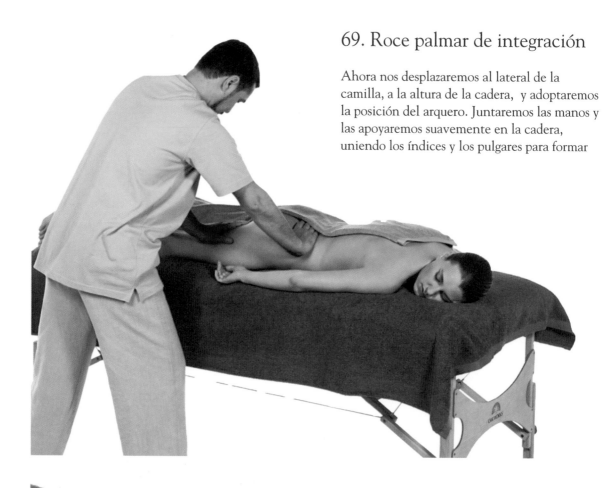

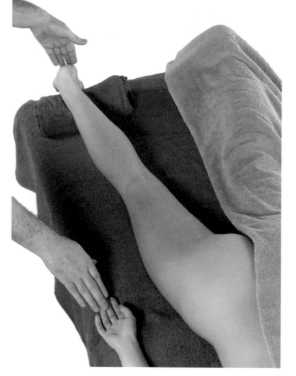

un triángulo. Adaptaremos las palmas al contorno de la pierna y las deslizaremos simultáneamente (completamente relajadas): una hacia el hombro y la otra hacia el pie. Con la mano que va hasta el hombro, continuaremos por el brazo y saldremos por la mano del receptor. Procuraremos que al salir del deslizamiento simultáneo nuestras manos coincidan (una en el pie y la otra en la mano). Entonces haremos una pausa y saldremos sutilmente.

Cubriremos al receptor con la toalla y a continuación repetiremos la serie de la pierna con los movimientos 39 a 69 por el otro lado.

70. Roces energéticos y toalla mágica

Cuando hayamos completado el masaje de ambas piernas debemos situarnos a la altura de la cadera del receptor en la posición adelantada. Colocaremos las manos con delicadeza en la cabeza del receptor. Primero las deslizaremos lenta y suavemente hasta sus manos, siguiendo los brazos. Volveremos a la cabeza y las deslizaremos nuevamente con un roce suave hacia la espalda, bajando por las piernas y deteniéndonos en los pies. Haremos una pausa y saldremos con delicadeza. Para terminar nos desplazaremos hasta los pies del receptor. Cogeremos la toalla con suavidad y firmeza entre las manos y tiraremos de ella con lentitud, hasta que el cuerpo del receptor quede completamente descubierto. Entonces le indicaremos que se dé la vuelta, y nos desplazaremos hacia el lateral de la camilla para volverlo a cubrir con la toalla, desde los hombros a los pies, colocándole un cojín o unas toallas dobladas debajo de las corvas y otra debajo de la cabeza.

Sesión boca arriba

La posición boca arriba involucra la parte corporal que nos permite acercarnos a los demás, exponiendo lo más vulnerable de nuestro cuerpo. La fluidez y la dirección del masaje harán sentir al receptor la totalidad de su energía ascendiendo desde la tierra, lo que le transmitirá confianza y tranquilidad.

71. Alinear al receptor

Nos colocaremos en la cabecera de la camilla, con los pies ligeramente separados, y cogeremos la cabeza del receptor para acomodarla a la línea media del cuerpo. A continuación apoyaremos las manos en los hombros del receptor para alinearlos entre sí, haciéndolo con suavidad. Para seguir acomodando al receptor nos desplazaremos hacia el lateral de la camilla. Pondremos las manos en su cadera y la balancearemos con ritmo y armonía, levantándola un poco y moviéndola de un lado al otro. Despúes cogeremos las rodillas y las moveremos formando pequeños círculos, separándolas entre ellas ligeramente. Terminaremos en los pies. Los cogeremos por su lado interno y los separaremos de la línea media. Así sujetos, realizaremos un movimiento de balanceo hacia afuera y hacia dentro, meciendo todo el cuerpo, desde los pies a la cabeza. Finalizaremos presionando con suavidad los talones; de forma alterna. Para acabar, saldremos lentamente de los pies con un suave roce de las manos.

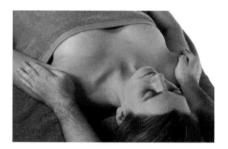

Empezando con la cabeza y los hombros (como se observa en la foto) y terminando en los pies, el objetivo de los pases de este movimiento es conseguir una postura natural y relajada del receptor, soltándole la musculatura que ha tenido en contacto con la camilla durante la sesión boca abajo.

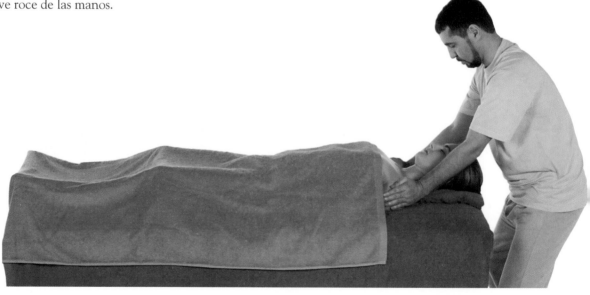

EXTREMIDADES INFERIORES

Atención: *Los movimientos circulares descritos en toda la serie que va del 72 al 101 tendrán el sentido de las agujas del reloj en el costado derecho, pero el contrario en el izquierdo.*

Como ya hemos visto en las series de ejercicios 21 a 30 y 39 a 69, la serie de ejercicios con los que trabajaremos las extremidades inferiores en posición boca arriba (ejercicios 72 a 101), se realiza primero sobre una y a continuación sobre la otra. En el libro se describe sólo la realizada sobre la pierna izquierda. La serie que trabaja la pierna derecha se realiza inmediatamente después y es exactamente igual, excepto por lo especificado en el recuadro de la derecha.

---

72. Aplicar aceite en la pierna

Para empezar, descubriremos cuidadosamente la pierna izquierda del receptor desde el pie hasta la cadera. Después de untarnos como describe el recuadro, nos colocaremos en la posición del arquero, en el lado izquierdo del receptor. Aplicaremos aceite en la pierna desde el pie a la cadera. Lo haremos con los dedos ligeramente separados, una mano tras otra, consecutivamente, con pases largos y suaves, para extender el aceite por toda la pierna.

Aplicarnos aceite: *Nos esparciremos aceite en los antebrazos y las manos realizando fricciones suaves, para estimular la energía y calentarlas.*

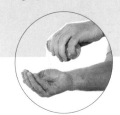

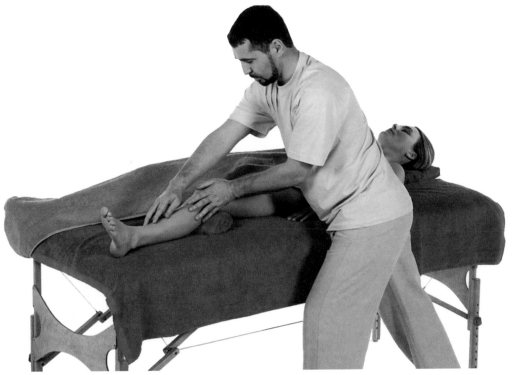

73. Retorno venoso

Adoptaremos la posición del arquero, situándonos al pie de la camilla. Colocaremos las manos sobre el pie, paralelas entre sí y con los dedos hacia delante, buscando la pierna. Las deslizaremos hacia el tobillo, dejando que moldeen el pie. Desde el tobillo ejerceremos una presión suave con deslizamiento por los lados de la pierna hasta alcanzar la rodilla, donde liberaremos la presión y la contornearemos, girando las manos para que queden perpendiculares al muslo. Seguiremos deslizando las manos hacia arriba, hasta alcanzar la cadera, donde volveremos a girar las manos en un movimiento envolvente, y liberando la presión regresaremos hacia el pie con un roce suave, siguiendo los lados de la pierna.

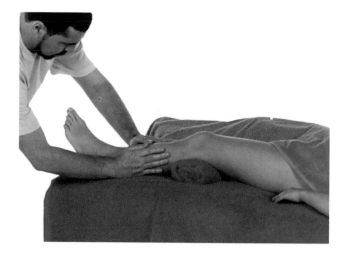

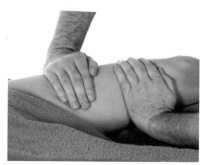

Al superar la rodilla, debemos cambiar la posición de las manos, como se aprecia en las fotografías.

74. Deslizamiento palmar alterno en la pierna

Desde la posición anterior, deslizaremos la mano izquierda por la pantorrilla levantando la pierna ligeramente, sujetándola por el talón con la derecha. El movimiento consiste en deslizar alternadamente una mano después de otra por la pantorrilla. Mientras la izquierda vuelve hacia el talón por la parte interna de la pantorrilla, la derecha sube por la parte externa. Luego la derecha baja contorneando el lado interno de la pantorrilla y la izquierda sube por el lado externo.

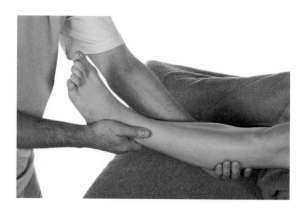

Repetiremos el deslizamiento alterno completo cinco veces.

75. Estirar la pierna

*Cuando realicemos
el estiramiento de la pierna
deberemos llevar nuestro
cuerpo hacia atrás.*

Desde el movimiento anterior, nos situaremos en
posición adelantada, sujetaremos el talón con la mano
derecha y colocaremos la izquierda en el dorso del pie,
cubriéndolo transversalmente, con los dedos relajados.
Desde esta posición, tiraremos lentamente del pie hacia
nosotros, hasta que observemos que la pierna se estira.
Luego aflojaremos con lentitud.

**Repetiremos
el movimiento
cinco veces.**

EL PIE

76. Movilizar el pie

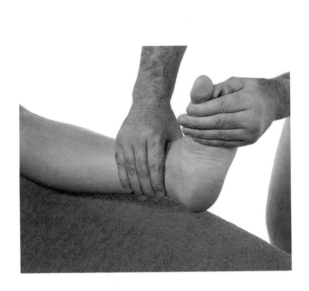

Desde los pies de la camilla nos desplazaremos
al lateral, frente al pie del receptor. Con la
mano derecha sujetaremos la pierna por
encima del tobillo, apresándola con suavidad
para inmovilizarla. Con la mano izquierda
cogeremos el pie y comenzaremos a
movilizarlo con movimientos circulares en
ambos sentidos, primero hacia un lado y luego
hacia el otro, lentamente y con amplitud.

*Cuando realicemos la movilización del
pie, es importante observar la amplitud
del movimiento descrito y sentir la
movilidad de los tobillos.*

77. Fricción palmar en el arco y el canto del pie

Volvemos a desplazarnos al pie de la camilla y colocamos las manos cubriendo los laterales del pie, dejando que se adapten a su forma. Con ellas friccionaremos los lados interno y externo del pie, sincronizando el movimiento de tal modo que cuando una mano vaya hacia delante la otra vaya simultáneamente hacia atrás.

Realizaremos el movimiento diez veces.

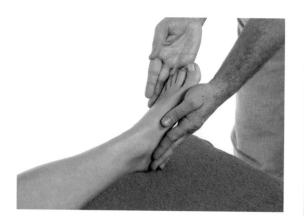

78. Círculos en los tobillos

Para empezar el movimiento debemos colocar las manos de modo que los dedos queden entre los tobillos y el tendón de Aquiles, excepto los pulgares. Desde esa posición realizaremos una presión suave y deslizante hacia arriba, sobre la hendidura interna y externa del tendón de Aquiles. Seguiremos luego el contorno de los tobillos, liberando la presión cuando los rebordeamos hacia abajo.

Precauciones: *Los círculos alrededor de los tobillos deberemos realizarlos muy lentamente y con suavidad.*

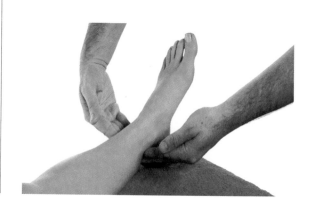

79. Abrir el pie

Situaremos las manos como muestra la fotografía. Mientras realizamos una presión suave, sujetando el pie con firmeza, separaremos las manos con un deslizamiento hacia los lados que abarque a la vez el dorso y la planta del pie, como si abriéramos el pie.

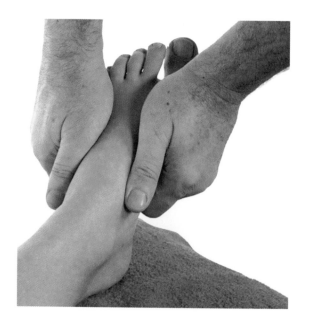

Realizaremos el movimiento empezando por los tobillos, abriéndolos en tres franjas hasta alcanzar la punta del pie.

80. Deslizamiento en pinza

Con la mano izquierda sujetaremos el lado interno del pie y con la derecha, con el pulgar y el índice colocados a modo de pinza, los deslizaremos por el dorso y la planta, siguiendo la línea de los dedos. Cada vez que lleguemos a un dedo realizaremos un amasado en espiral y tiraremos finalmente de él. Al llegar al tercer dedo (contando desde el pequeño), cambiaremos las manos, y sujetaremos con la izquierda mientras utilizamos la derecha para la pinza en el segundo dedo y en el dedo gordo.

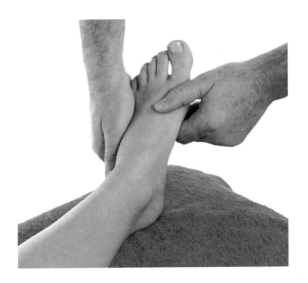

81. Roces interdigitales

Con el índice y el pulgar de la mano izquierda sujetaremos el dedo gordo del pie, separándolo ligeramente del resto. Deslizaremos con suavidad el dedo meñique de nuestra mano derecha entre los dedos, en un movimiento delicado de ida y vuelta. Luego cogeremos el segundo dedo y lo separaremos del tercero para repetir el roce interdigital.

Procederemos como se describe con el resto de los dedos del pie.

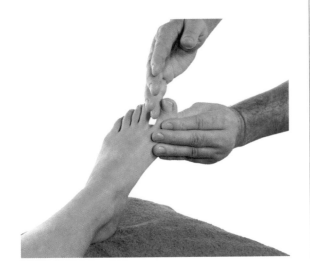

82. Amasado de pulgares

Colocaremos las manos en la planta del pie, con los pulgares apoyados en el dorso para realizar un amasado del mismo describiendo círculos con una presión suave y ascendente que liberaremos al completar cada círculo.

Debemos cubrir todo el dorso del pie, incluso los talones, que también deberemos masajear.

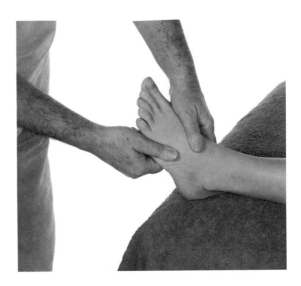

83. Amasado nudillar en la planta

Con la mano derecha sujetaremos con suavidad el dorso del pie. Apoyaremos el puño semicerrado en la planta del pie (colocando el pulgar alineado con el resto de los dedos) y realizaremos un amasado nudillar amplio y suave en la planta. Rotaremos todos los nudillos, uno tras otro, describiendo círculos en espiral que cubran toda la planta del pie a todo su largo y ancho.

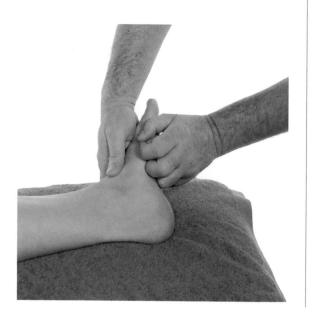

84. Deslizamiento nudillar

Mantendremos igual la mano derecha, pero la izquierda la cerraremos de modo que las puntas toquen la base de la mano y el pulgar quede por fuera. Empezando por la almohadilla del pie y terminando por el talón, realizaremos un deslizamiento nudillar suave.

Debemos procurar que el deslizamiento sea largo y expresivo.

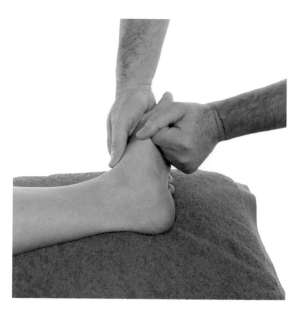

85. Deslizamiento con el antebrazo

Desde el movimiento anterior, saldremos del talón con el puño a la vez que empezamos a deslizar el antebrazo por la planta del pie, haciendo con él un deslizamiento en círculos amplios por toda la planta.

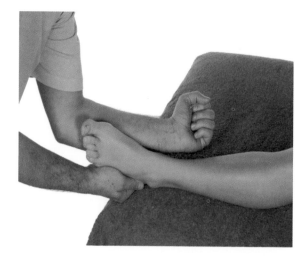

Repetiremos el movimiento cinco veces.

86. Presión digital en la planta del pie

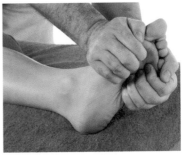

Ahora nos situaremos en posición del arquero al lado izquierdo del receptor, en dirección a sus pies, y apoyaremos las manos como se describe en la foto superior. Con los dedos ejerceremos presión sobre la planta, hasta conseguir que se forme una pequeña cavidad en ella. Manteniendo la presión, empujaremos del pie hacia delante.

Realizaremos la presión en tres puntos distintos de la planta, repitiendo el ejercicio completo dos veces.

Posición de las manos:
Apoyaremos las manos transversalmente en el dorso del pie, cubriéndolo con ellas y con las yemas de los dedos situadas en el centro de la planta del pie.

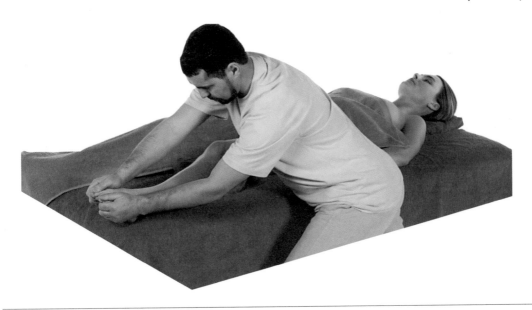

87. Cubrir el pie con ambas manos

Nos situaremos de nuevo al pie de la camilla, frente al pie del receptor. Colocaremos la mano izquierda sobre el dorso del pie y la derecha cubriendo la planta, moldeándolo con ambas manos, y procurando que estén completamente relajadas. Después de mantenernos así durante unos segundos, deslizaremos las manos lentamente hacia la punta, arrastrando la energía más allá de los límites del pie, para salir de él con suavidad y ternura.

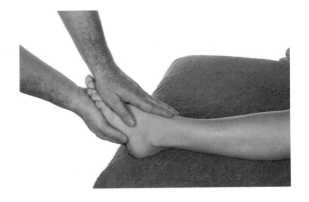

La pantorrilla

88. Deslizamiento palmar

Posición de las manos: Los dedos de la mano que se desliza por la pierna los mantendremos juntos y los adaptaremos a la pierna. El pulgar debemos tenerlo abierto, cubriendo con él el lado interno de la pierna. La mano derecha la colocaremos por detrás de la izquierda, con los dedos juntos, pero con el pulgar hacia el lado externo.

Aún desde la posición anterior y sujetando el pie igual, deslizaremos la mano izquierda desde el dorso del pie hacia la pierna, mientras que la derecha sale de la planta del pie y se coloca por debajo de la izquierda. Las manos suben deslizando alternativamente, desde los tobillos hasta por debajo de la rodilla. Primero la izquierda y luego la derecha. Con los pulgares se ejerce una presión suave hacia arriba.

Sincronizaremos las manos y realizaremos el movimiento unas seis veces.

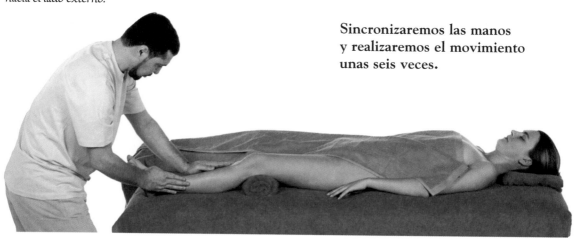

89. Amasado transverso con los pulgares

Nos situaremos en el lateral de la camilla, frente a la pierna del receptor, y adoptaremos la postura del jinete. Colocaremos las manos en la pierna del receptor, una al lado de la otra, con los pulgares por fuera, en el lado externo de la pierna, de modo que nuestras manos formen una especie de brazalete. Desde la parte superior del tobillo empezaremos a deslizar alternativamente las manos hasta alcanzar la rodilla. Mientras lo hacemos, ejercemos simultáneamente una suave presión en la zona externa de la pierna.

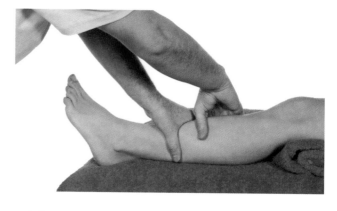

Al llegar a la rodilla descenderemos y volveremos a repetir el movimiento hasta un total de tres veces.

90. Amasado palmopulgar

Sin cambiar nuestra posición, relajaremos las manos y las colocaremos sobre la pierna tal como se indica en la fotografía. Desde por encima de los tobillos, comenzaremos a masajear con movimientos circulares y alternos de las manos, hasta alcanzar la parte baja de la rodilla. Debemos procurar incidir más con la mano próxima al pie.

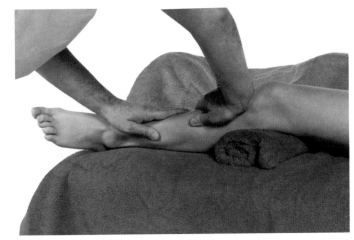

Colocaremos las manos trasnversalmente sobre la pierna, amoldándolas a ella y con los pulgares por fuera.

91. Vaciado alterno en la pierna

Volvemos a situarnos en posición del arquero. Colocaremos las manos en la pierna a modo de V, una por delante de la otra. Inicialmente la derecha por detrás, justo por encima de los tobillos, y la izquierda por delante, ambas con los pulgares separados, el de la derecha por dentro de la pierna y el izquierdo por fuera. Ejercemos una presión suave y deslizante hacia la rodilla, una mano tras otra; cuando una alcanza la rodilla, se alza y se reinicia el movimiento descrito, Así sucesivamente, sincronizando el movimiento con ritmo y firmeza.

Realizaremos el movimiento diez veces.

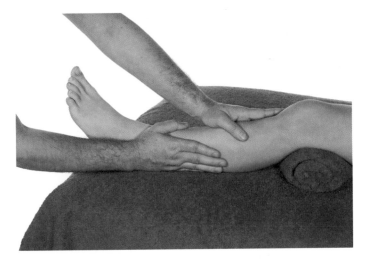

Mejorar la circulación: Al realizar el vaciado en la pierna, liberamos la pesadez de éstas y ayudaremos a que mejore la circulación sanguínea y linfática.

LA RODILLA

92. Envolver los lados de la rodilla

Desde la posición anterior, mientras deslizamos la mano izquierda hacia el lado interno de la rodilla, adoptaremos la posición adelantada frente a la rodilla del receptor. Mantendremos el deslizamiento hasta alcanzar la parte posterior de la rodilla. Luego haremos lo mismo con la mano derecha, pero por la parte externa de la rodilla. Cuando los dedos de ambas manos se toquen en la corva, realizaremos una presión suave con los dedos hacia delante, mientras desplazamos las manos hasta justo por encima de la rodilla. Luego giraremos las manos y las deslizaremos hacia nosotros, para así envolver los lados de la rodilla en un movimiento circular fluido y continuo.

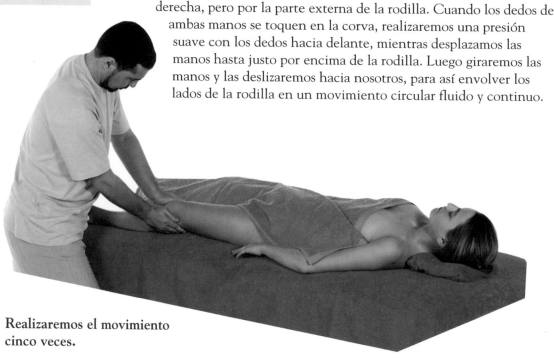

Realizaremos el movimiento cinco veces.

93. Fricción con los pulgares

Desde la posición anterior, colocaremos los pulgares en la rodilla, como describe la foto. Desde la parte superior de la rótula los deslizaremos hacia abajo contorneándola, presionando suavemente hasta llegar a la parte inferior, donde cruzaremos los pulgares en un movimiento suave. Luego regresaremos lentamente hacia la parte superior de la rótula y repetiremos la fricción allí.

Realizaremos el movimiento completo seis veces.

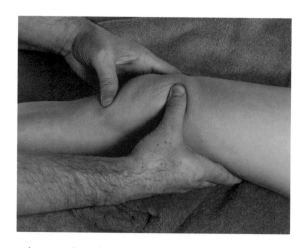

Debemos colocar los pulgares cruzados transversalmente:, uno hacia dentro y el otro hacia fuera.

94. Amasado con los pulgares

Enlazaremos con el movimiento anterior colocando los pulgares en la parte baja de la rodilla, con la punta hacia delante y uno al lado del otro. Primero con un pulgar y después con el otro, ejerceremos una presión suave seguida de un movimiento circular hacia fuera. Dirigiremos la presión hacia arriba y la liberaremos después de completar el círculo. Iremos rodeando la rótula en sentido ascendente, hasta alcanzar su parte superior. Luego volveremos a bajar realizando el mismo pase, pero en sentido descendente.

95. Apertura palmar

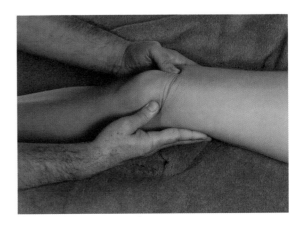

Ahora nos colocaremos frente al receptor. colocando las manos como se muestra en la foto pequeña, con los pulgares en la parte exterior de la pierna y los otros dedos por el interior, con las palmas descansando sobre el muslo y la pierna, justo por encima y por debajo de la rodilla. Desde ahí, deslizaremos ambas manos en sentido contrario, la izquierda hacia el pie y la derecha hacia la cadera a través del muslo. Lo haremos lentamente, con suavidad, sincronizando las manos de forma que lleguen a la vez al pie y la cadera.

EL MUSLO

96. Amasado palmodigital

Desde el final del movimiento anterior, realizaremos un roce suave que envuelva la cadera con la mano derecha, y colocaremos la mano izquierda en el muslo, deslizándola con suavidad. Nos colocaremos en la posición del jinete y pondremos las manos una al lado de la otra, con los dedos hacia el interior del muslo y los pulgares abiertos, de modo que se adapten al muslo. Empezaremos el amasado en el muslo en la parte superior de la rodilla, para finalizar en el pliego inguinal. El amasado cubrirá el muslo en tres franjas —lado interno, medio y externo—, procurando realizarlo con movimientos concéntricos, alternos y amplios.

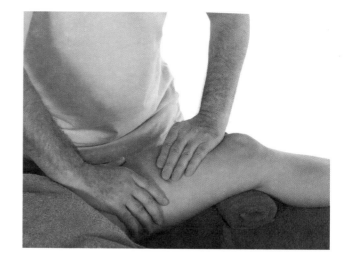

97. Amasado con los pulgares

Cambiamos de posición y nos colocamos en la posición del arquero. Colocamos los pulgares por encima de la rodilla, adoptando la posición de manos que muestra la fotografía. Iniciaremos el amasado dibujando con los pulgares un medio círculo con una ligera presión ascendente. Luego liberamos la presión y completamos el círculo. Lo haremos de forma alterna; primero con un pulgar y luego con el otro. Empezaremos por encima de la rodilla y finalizaremos en la cadera, siempre en sentido ascendente.

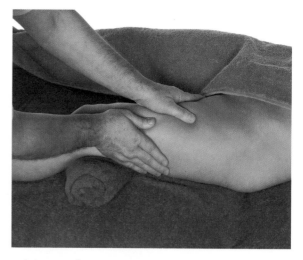

Relajaremos las muñecas *para permitir que las manos se amolden al muslo con suavidad.*

98. Vaciado venoso en tres franjas

Mantendremos la posición del arquero del movimiento anterior. Relajando las manos para que se adapten al contorno de la pierna, las colocaremos paralelas sobre el muslo, con los dedos dirigidos hacia la cadera. Desde la parte superior de la rodilla, deslizaremos las manos más o menos un palmo, con una presión suave hacia delante. Luego dejaremos de presionar y regresaremos al punto de partida con un roce suave, abriendo las manos hacia los lados del muslo. Luego volveremos a subir con una ligera presión, pero un poco más arriba, hasta más o menos la mitad del muslo. Volveremos a descender al punto inicial con un roce suave y de nuevo subiremos ejerciendo presión, hasta alcanzar la ingle.

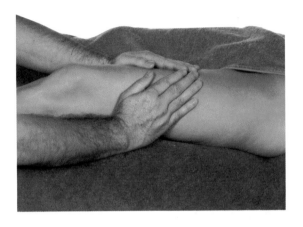

Realizaremos el movimiento completo un total de tres veces.

99. Brazalete palmar

Cambiaremos de posición y nos colocaremos de nuevo frente al muslo del receptor, adoptando la postura del jinete. Colocaremos las manos sobre el muslo. Ejerciendo una presión firme, dejaremos que las manos se hundan con suavidad en el muslo. Luego iniciaremos un deslizamiento palmopulgar en brazalete haciendo que una mano vaya hacia dentro del muslo y la otra hacia fuera, hasta que los dedos alcancen la camilla, momento en el que se invertirá el sentido del deslizamiento para alcanzar el otro extremo. Cubriremos todo el muslo en franjas hasta aproximarnos a la ingle.

Las manos las colocaremos a la altura de la parte superior de la rodilla, con los dedos dirigidos hacia el interior y los pulgares hacia fuera. Nuestras manos deben estar de forma que el dedo índice de una se roce con el pulgar de la otra.

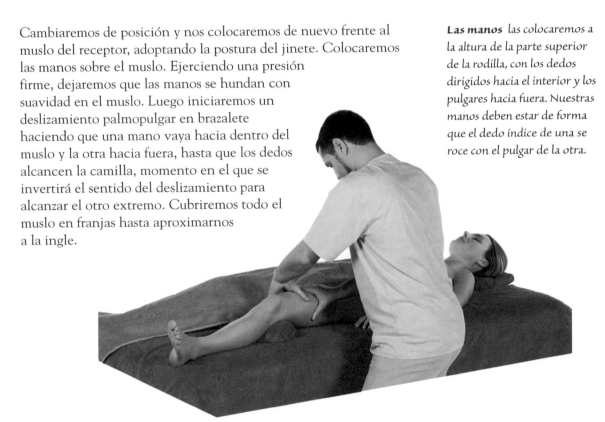

100. Deslizamiento palmar en el lado interno del muslo

Nos situaremos en la posición adelantada, a
la altura de la cadera del receptor, mirando
hacia la rodilla. Colocaremos las manos en
el lado interno de la rodilla, una al aldo de
la otra, dirigiendo los dedos hacia la
camilla. Haremos un roce palmar
transversal en el muslo, tirando hacia fuera.
Primero una mano y luego la otra, con
ritmo y fluidez, sincronizando las manos
para que cuando una salga la otra entre.
Debemos cubrir en franjas todo el muslo,
hasta alcanzar la cadera.

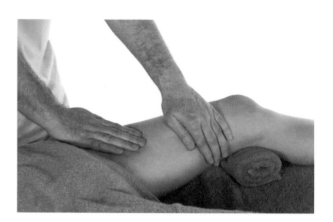

101. Apertura palmar desde la cadera

Al finalizar el movimiento anterior llegamos con las
manos a la cadera. Las colocaremos una al lado de la
otra, contorneándola. Procurando que estén bien
relajadas, las abriremos con un roce muy lento: la
izquierda irá hacia el pie y la derecha hacia el torso,
para salir por el hombro y bajar luego por el brazo
izquierdo del receptor, saliendo con delicadeza y
suavidad por la mano.

*Efectuaremos el roce muy lentamente,
visualizando que desde la cadera se irradia
una luz que se expande progresivamente
hasta la mano y el pie del receptor.*

**Antes de pasar a
los siguientes,
repetiremos la
serie de los
movimientos 72 a
101 con la otra
pierna. Al finalizar
cubriremos
nuevamente al
receptor con la
toalla y
acabaremos con un
roce palmar desde
los pies a los
hombros, saliendo
por las manos.**

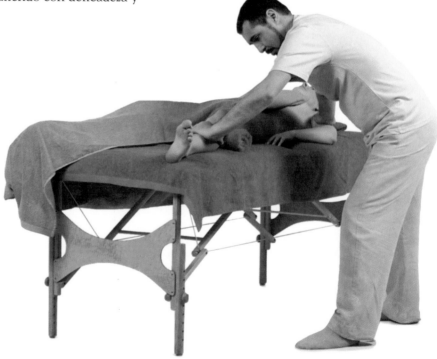

PECHO Y ABDOMEN

Aquí se halla lo más frágil y a la vez lo más poderoso. Es en esta zona donde se sienten intensamente las emociones y anidan los sentimientos vinculados a nuestra naturaleza humana. También en el pecho y el abdomen se encuentran los órganos vitales del organismo; por ello, masajear esta zona es entrar en el recinto que atesora lo más sagrado del cuerpo. Es aquí donde todas nuestros movimientos deben ser aplicados con precisión, soltura y gracia, transmitiendo armonía y seguridad, con una sensibilidad que capte la esencia de los procesos internos.

> **Recomendaciones:**
> Debemos relajar los hombros y las muñecas, y dejar que el centro del cuerpo genere todos los movimientos que trazamos con las manos.

102. Toma de contacto

Nos colocaremos frente al abdomen del receptor y dejaremos reposar las manos sobre su cuerpo: la mano izquierda la colocaremos transversalmente en su pecho, apoyándola con suavidad. La mano derecha la apoyaremos sobre el abdomen, aprovechando un momento en el que el receptor esté exhalando aire. Con serenidad, atenderemos a los ritmos respiratorio y energético, tanto del receptor como los propios. Respirando profundamente y con las manos muy relajadas debemos crear un arco de energía entre nuestras manos. No debemos esperar ni proponernos nada. Debemos dejarnos fluir para sentir el manantial de energía debajo de nuestras manos, y visualizar la armonía y el equilibrio que posee el momento que estamos viviendo en cada uno de sus pequeños detalles.

Este primer contacto en el pecho y el abdomen debe ser suave, casi sutil y cargado de energía, y en un estado de atención absoluta.

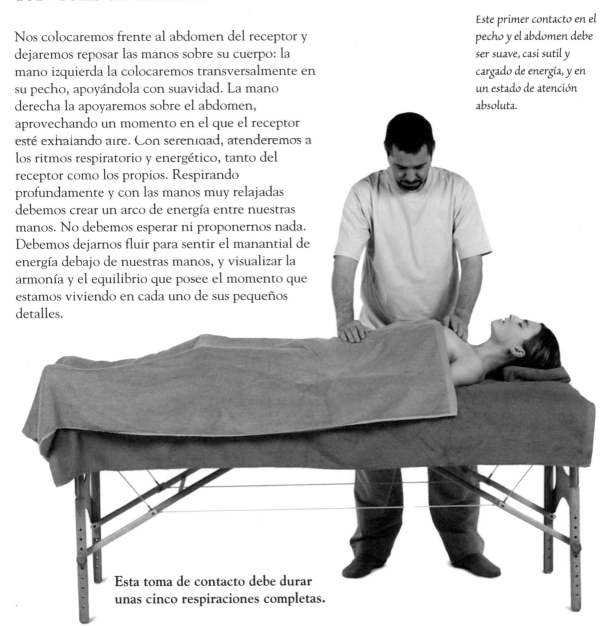

Esta toma de contacto debe durar unas cinco respiraciones completas.

115

103. Descubrir el torso

Nos colocaremos en posición adelantada y a la altura de la cadera del receptor. Deslizaremos las manos para coger los lados de la toalla, y con firmeza, pero con mucha suavidad, tiraremos de ella hacia abajo para descubrirle todo el torso, hasta alcanzar el reborde púbico.

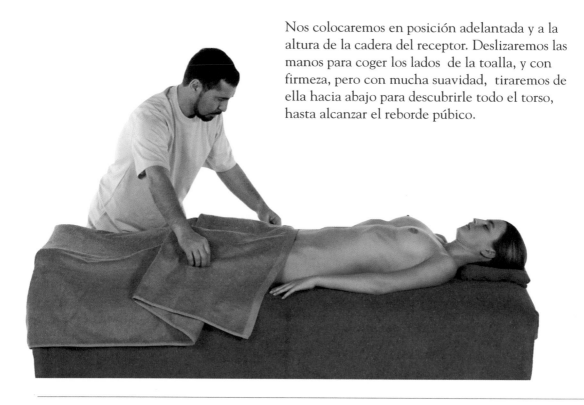

104. Aplicar aceite en el torso

Aplicarnos aceite: *Nos esparciremos aceite en los antebrazos y las manos realizando fricciones suaves, para estimular la energía y calentarlas.*

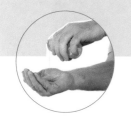

Sin perder el contacto con el receptor buscaremos el aceite y nos lo aplicaremos. A continuación adoptaremos la posición del arquero frente al torso del receptor. Seguidamente aplicaremos el aceite en el pecho y en el abdomen con roces digitales. Lo haremos con los dedos ligeramente separados y una mano tras otra, consecutivamente, con pases largos y suaves que abarquen todo el torso.

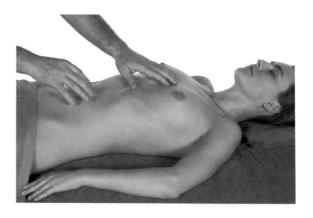

105. Roce palmar cruzado

Manteniendo la posición anterior, colocaremos la palma de la mano derecha en el hombro derecho y la izquierda en el izquierdo. Primero deslizaremos con suavidad la mano derecha hacia la cadera izquierda, y luego la izquierda hacia la cadera derecha. Sincronizaremos las manos para que mientras una sale la otra entre al mismo tiempo.

Repetiremos el movimiento diez veces.

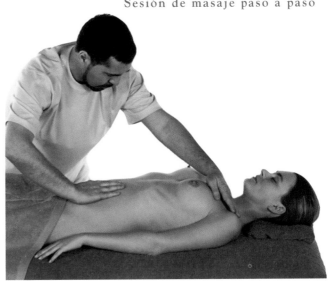

106. Abanico palmar en tres franjas

Sin cambiar la posición del arquero nos situaremos frente a la cadera del receptor, mirándolo. Con un roce palmar, pondremos las manos sobre su esternón: una al lado de la otra y paralelas entre sí, con las puntas de los dedos dirigidas hacia el cuello. Efectuaremos un deslizamiento palmar hasta alcanzar el reborde inferior de la clavícula, donde abriremos las manos hacia los hombros, para deslizarlas hacia el costado hasta que con las puntas de los dedos toquemos la camilla. Luego tiraremos de los costados hacia el centro mientras deslizamos las manos de nuevo hacia el esternón. Repetiremos el movimiento describiendo un círculo en el pecho y cambiaremos la posición de las manos, colocando los pulgares en el plexo solar, con las manos separadas. Siguiendo el reborde del tórax, deslizaremos los pulgares hasta la cintura, donde tiraremos hacia nosotros con suavidad contorneando la cresta ilíaca. Volveremos a llevar las manos al plexo solar con un deslizamiento y repetiremos este último movimiento. Para finalizar, llevaremos las manos hacia la cadera, por debajo del ombligo, desde donde las deslizaremos hasta la zona lumbar siguiendo las caderas, hasta que los dedos se toquen, momento en el que tiraremos hacia nosotros siguiendo el reborde de la cresta ilíaca hasta encima del pubis.

Realizaremos el movimiento completo dos veces.

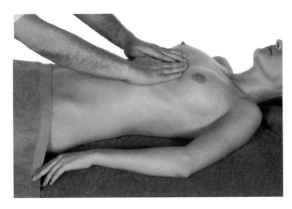 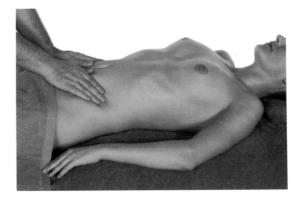

EL ABDOMEN

107. Vaciado del colon descendente

Al finalizar la tercera franja del abanico palmar en el torso, deslizaremos la mano derecha desde la zona lumbar al pubis, siguiendo la franja de la cintura. Tiraremos con suavidad a la vez que la mano izquierda realiza el movimiento descrito. El movimiento se realiza alternando las manos una tras otra, con fluidez y armonía.

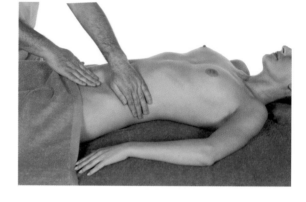

Repetimos el movimiento diez veces.

108. Triángulo en el abdomen

Partiremos del momento del ejercicio anterior en el que la mano derecha se encuentra en la cintura izquierda del receptor. Colocaremos la mano izquierda en la cintura derecha, dirigiendo los dedos hacia el ombligo. Con ambas manos ejerceremos una presión suave durante un momento y luego las deslizaremos con suavidad, liberando la presión. La mano derecha hacia el reborde del pubis (como en el movimiento anterior), y la izquierda de forma horizontal sobre el abdomen, hacia donde estaba la mano derecha. Alzaremos la mano derecha y la colocaremos en el punto inicial de la mano izquierda para realizar una vez más la presión suave en el costado, presión que liberaremos para deslizar las manos, la izquierda hacia el colon descendente, cruzando el brazo sobre el derecho, y la derecha hacia la cintura izquierda. Cuando la mano izquierda finalice el movimiento, la alzaremos para colocarla en la cintura derecha a la vez que la mano derecha llega a la cintura izquierda.

Repetiremos el movimiento diez veces.

109. Círculos en el abdomen

Colocaremos la mano derecha en el lado derecho del abdomen, con la punta de los dedos dirigida hacia el pubis del receptor. La mano izquierda la colocaremos sobre la derecha para ejercer una presión suave sobre ella. Las deslizaremos hacia el reborde del tórax siguiendo el trayecto del colon ascendente, y continuaremos por el colon transverso, por encima del ombligo, hasta llegar a la cintura izquierda, que contornearemos deslizando las manos hacia el colon descendente. Cuando las manos se aproximen al pubis liberaremos la presión y volveremos al punto inicial con un roce suave.

Realizaremos el movimiento diez veces.

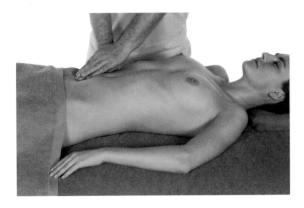

Los círculos los realizaremos con una presión suave que liberaremos cuando hayamos alcanzado el pubis. Deben ser continuos y fluidos, en un círculo armónico en el sentido de las agujas del reloj.

110. Roce sedante

Con delicadeza, colocaremos la mano izquierda en la zona lumbar del lado derecho del receptor y la derecha en el plexo solar. Mantendremos la mano izquierda inmóvil, y percibiremos con ella la energía y la temperatura del receptor, a la vez que describimos un círculo amplio con la mano derecha, un círculo que irá desde el plexo hacia el costado izquierdo del receptor, rebordeando el tórax por debajo del pecho, lentamente y con suavidad.

Realizaremos el movimiento unas diez veces, hasta observar que el receptor se relaja profundamente.

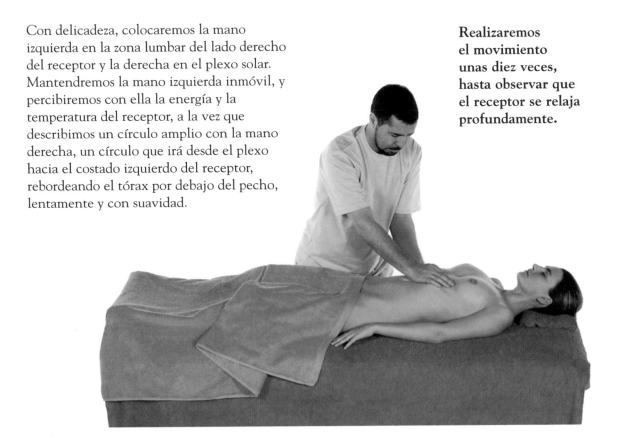

111. Roce palmar en el abdomen y los hombros

Desde la posición anterior, deslizaremos la mano derecha hacia el abdomen describiendo círculos amplios y suaves alrededor del ombligo, en el sentido horario. A la vez colocaremos la mano izquierda sobre la mano derecha del receptor y subiremos por el brazo hasta el hombro, deslizándola. Giraremos la palma de la mano hacia arriba y continuaremos el deslizamiento hasta el hombro contrario, por detrás de la nuca, lentamente hasta alcanzar el hombro. Al llegar a éste describiremos círculos en él, realizando simultáneamente los círculos en el abdomen.

Realizaremos los círculos descritos unas diez veces, hasta observar que el receptor se abandona profundamente.

112. Amasado palmodigital

Pondremos las manos sobre el abdomen del receptor. Las colocaremos paralelas entre sí, con la punta de los dedos hacia delante y los pulgares lo más abiertos posible. Realizaremos el amasado abarcando el abdomen completamente, de costado a costado, e incidiendo un poco más con la mano izquierda.

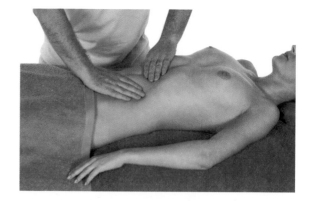

Sincronizaremos *el movimiento de ambas manos de forma que la sensación sea de pequeñas olas que cubren todo el abdomen.*

TRABAJAR INDEPENDIENTEMENTE LOS COSTADOS

En el costado se trabaja primero un lado y luego el otro. En el libro se describe sólo la serie sobre el costado izquierdo (movimientos 113 a 115). La que trabaja el costado derecho se realiza inmediatamente después y es exactamente igual, invirtiendo el trabajo a realizar con nuestras manos.

113. Amasado palmodigital

El amasado palmodigital en el costado lo iniciaremos en la cadera y llegará hasta el pecho. Al llegar a éste, lo rebordearemos con suavidad con la mano izquierda. En el caso de que el receptor sea una mujer, levantaremos la palma de la mano para sólo rozar el contorno del seno con el canto. Si es un hombre, masajearemos el pecho imprimiendo una presión suave en los músculos pectorales. Para finalizar, regresaremos amasando hasta la cadera.

Realizaremos el movimiento tres veces.

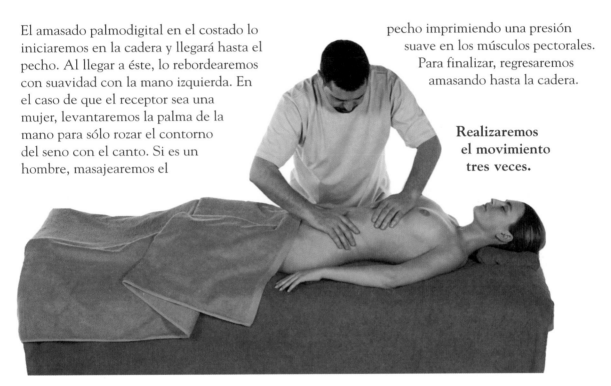

114. Deslizamiento palmar

Desde la posición final en la cadera del movimiento anterior, colocaremos las manos sobre el costado, paralelas y con las puntas hacia la camilla. Realizando una presión suave hacia nosotros (como si quisiéramos levantar al receptor) empezaremos a deslizar alternativamente las manos cubriendo todo el costado, desde la cadera hasta la axila. Al mismo tiempo nos iremos desplazando hacia la cabeza del receptor.

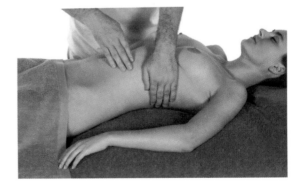

115. Oleaje palmar en el hombro y el brazo

A continuación del movimiento anterior, mientras realizamos un roce palmar desde el pliegue axilar hacia el pecho nos desplazaremos hacia el lado izquierdo del receptor. Una vez en el pecho, deslizaremos las manos desde allí hacia el hombro, tirando hacia nosotros y hacia el brazo del receptor, continuando por el brazo y el antebrazo hasta salir por la mano con suavidad.

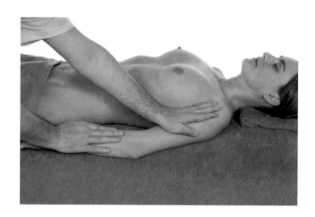

Ahora realizaremos los movimientos 113 a 115 sobre el otro costado, y a continuación podremos continuar con la serie que se describe seguidamente.

116. Brazalete palmar en el torso

Después de salir con el oleaje palmar por la mano derecha del receptor nos mantendremos en ese lado de la camilla. Colocaremos la mano derecha en la cadera izquierda del receptor y la izquierda (con las puntas de los dedos dirigidas hacia el otro costado) en la cadera derecha. Realizaremos un roce suave con las manos, una hacia delante y otra tirando hacia nosotros, de forma que se crucen durante el movimiento. Cubriremos el torso desde la cadera al pecho con franjas horizontales.

Realizaremos el movimiento descrito tres veces. Al llegar por última vez al pecho deslizaremos las manos hacia los hombros: la izquierda hacia el derecho y la derecha hacia el izquierdo.

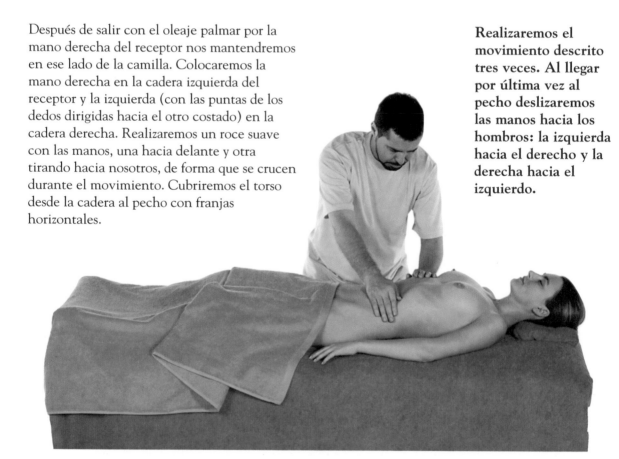

117. Presión palmar alterna en los hombros

Realizaremos el ejercicio unas diez veces para relajar los hombros.

Para realizar este ejercicio debemos desplazarnos a la cabecera de la camilla. Para ello, mientras nos trasladamos desde la posición del ejercicio anterior deslizaremos las manos con un roce por los brazos del receptor que vaya desde sus manos hasta los hombros. Una vez en la cabecera dejaremos reposar las manos en los hombros del receptor, adaptándolas a su contorno, y a continuación realizaremos una presión suave y alterna con las palmas de las manos: cuando una mano ejerce presión la otra la libera con suavidad.

118. Deslizamiento palmar en el esternón

Realizaremos el ejercicio unas diez veces.

Desde la posición anterior deslizaremos la mano derecha por el esternón, completamente plana y relajada. Debemos empezar el deslizamiento justo por debajo de la clavícula, hasta alcanzar el abdomen. Seguidamente lo haremos con la otra mano, una tras otra, sincronizadas y con ritmo: cuando una finaliza la otra empieza, creando un movimiento continuo y fluido.

119. Desplazamiento palmar en el torso

Manteniendo la posición, colocaremos una mano en el esternón con suavidad, con la punta de los dedos hacia el ombligo. Iniciaremos el deslizamiento palmar hacia el abdomen a la vez que apoyamos la otra mano sobre la que se desliza. Al sobrepasar el ombligo abriremos las manos hacia los lados, cubriendo las caderas. Cuando toquemos con las puntas de los dedos la camilla, regresaremos por los costados, pero llevando las manos hacia el centro del cuerpo. En el momento en el que alcancemos el plexo solar debemos colocar de nuevo una mano sobre otra para continuar el deslizamiento hacia el esternón. Cuando toquemos la clavícula con la base de las manos, llevaremos éstas hacia los hombros, contorneándolos con suavidad y continuando por los trapecios hasta la nuca, con una ligera presión de la yema de los dedos.

Repetiremos el movimiento tres veces.

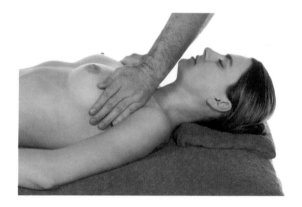

---

120. Abanico palmar en el pecho

Desde el último retorno del movimiento anterior, y antes de envolver los hombros, abriremos las manos en la parte superior del esternón y seguiremos con la base de las manos la línea que marcan las clavículas por su parte baja, hasta alcanzar el pliegue del pecho, donde deslizaremos las manos hacia el costado, adaptándolas a la caja torácica con suavidad. Continuaremos el deslizamiento y envolveremos el pecho por debajo, y luego juntaremos las manos en el plexo solar para subir por el esternón.

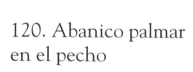

Realizaremos cinco movimientos trabajando de forma simultánea con las manos, y a continuación seis haciéndolo de forma alterna.

121. Deslizamiento con las manos encaradas

Desde el pecho, ejerceremos una presión deslizante hacia los hombros del receptor, para terminar saliendo por los brazos con un roce que nos lleve a las manos. Luego regresaremos a la nuca y colocaremos las manos encaradas justo por debajo de la clavícula, con las puntas de los dedos mirándose entre sí. En esa posición, deslizaremos las manos hasta sobrepasar el ombligo, momento en el que empezaremos a describir un giro apoyando simultáneamente los antebrazos, adaptándolos al cuerpo del receptor. Cuando las manos y los antebrazos toquen la camilla, tiraremos del costado con firmeza y suavidad, subiendo hacia las axilas, procurando no separar los antebrazos ni las manos de la piel del

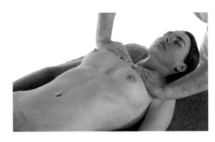

Colocaremos las **manos encaradas** *justo por debajo de la clavícula, con las puntas de los dedos mirándose entre sí.*

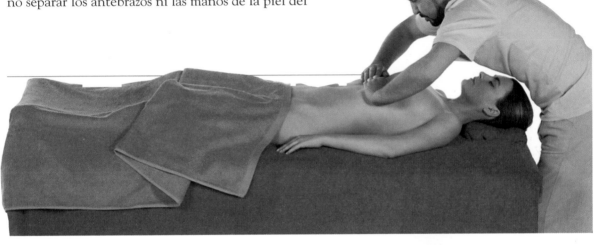

receptor. Al llegar a la altura de los brazos, los abriremos lentamente hasta dejarlos completamente estirados por detrás de la cabeza, saliendo por las manos. Finalmente, volveremos a entrar desde las manos, siguiendo los brazos, al torso del receptor, donde volveremos a repetir el movimiento, saliendo definitivamente por las manos.

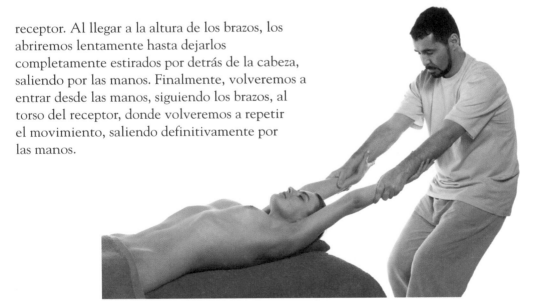

122. Zambullida con los brazos en el torso

Nos mantendremos en la misma posición anterior, con los brazos del receptor abiertos hacia atrás. Juntaremos las palmas de las manos y colocaremos el canto sobre el esternón del receptor con mucha suavidad. Desde allí deslizaremos las manos progresivamente hacia el abdomen, dejando que también los antebrazos entren en contacto con la piel del torso. Cuando los codos sobrepasen el pecho y las manos estén por debajo del ombligo, abriremos las manos y antebrazos adaptándolos al torso. Debemos ejecutar el movimiento lentamente y subir por los costados para entrar por los omóplatos, deslizando entre éstos y la columna nuestras manos y antebrazos. Para ello el receptor debe estar ligeramente arqueado. Seguiremos el deslizamiento hacia arriba con firmeza. Una vez alcancemos los brazos del receptor saldremos por sus manos con lentitud.

Repetiremos el movimiento tres veces. A continuación adoptaremos la posición adelantada y realizaremos un roce palmar suave desde los pies hasta las manos, recorriendo los costados como si estiráramos un haz de luz. Finalizaremos el movimiento volviendo a colocar los brazos en su posición inicial: primero uno y luego el otro, tomándolos por el codo y la mano.

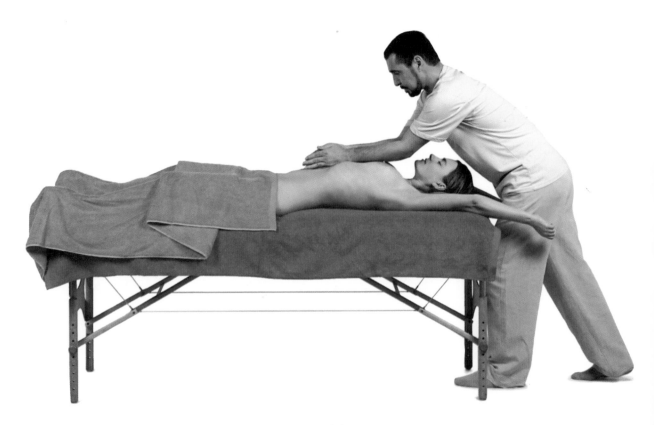

Atención: *Los movimientos circulares descritos en toda esta serie de los brazos (movimientos 123 a 137) tendrán el sentido de las agujas del reloj en el costado derecho, pero el contrario en el izquierdo, y viceversa.*

LOS BRAZOS

En los brazos el masaje se realiza primero sobre uno y a continuación sobre el otro. Aquí se describe sólo la sesión realizada sobre el brazo izquierdo. La serie que trabaja el derecho se realiza inmediatamente después y es exactamente igual, excepto por lo especificado en el recuadro de la derecha. El primer paso es volver a cubrir al receptor, manteniendo sus brazos descubiertos para poder masajearlos.

123. Movilizar el hombro

Para empezar la serie de los brazos nos situaremos en el lado izquierdo del receptor en posición del arquero. Empezaremos realizando un roce suave con ambas manos desde el hombro a la mano del receptor. A continuación envolveremos el hombro del receptor con nuestras manos, adaptándolas a éste con firmeza y suavidad. Seguidamente iniciaremos una movilización amplia del hombro, poco a poco.

Realizaremos el movimiento tres veces en el sentido de las agujas del reloj y otras tantas en sentido antihorario. Finalizaremos el movimiento tirando del hombro y del brazo con lentitud y delicadeza.

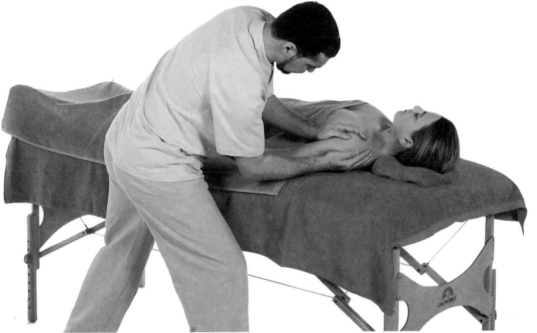

Aplicarnos aceite: Nos esparciremos aceite en los antebrazos y las manos realizando fricciones suaves, para estimular la energía y calentarlas.

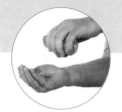

124. Aplicar aceite en el brazo

Volveremos a dejar el brazo sobre la camilla. Sin perder el contacto con el receptor nos untaremos de aceite y lo aplicaremos en el brazo del receptor con roces suaves, que vayan desde el hombro a la mano del receptor. Lo haremos deslizando una mano tras otra, con ritmo y fluidez.

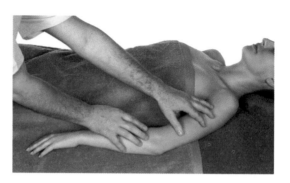

125. Deslizamiento yang-yin

Cogeremos el brazo del receptor por el codo, abriéndolo hacia atrás con lentitud a la vez que nos desplazamos hacia la cabecera de la camilla. Nos colocaremos en posición adelantada y en diagonal al hombro. Mantendremos sujeto el brazo con nuestra mano izquierda, colocando la derecha en el dorso del antebrazo, mirando hacia arriba. Desde ahí, realizaremos un deslizamiento por el brazo con nuestra mano derecha, hasta llegar al hombro, donde giraremos la mano hacia dentro y volveremos deslizándola por el lado interno del brazo hasta la mano. Luego cogeremos la mano con la mano derecha y haremos el mismo movimiento con nuestra izquierda, hasta alcanzar el pliegue axilar y regresar hacia la mano.

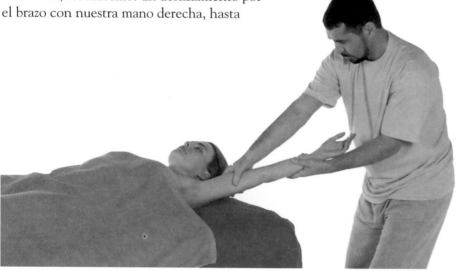

Realizaremos el movimiento diez veces, alternando las manos en cada deslizamiento.

126. Amasado de pulgares

Mantendremos la posición, y con la mano derecha realizaremos un deslizamiento palmar como el descrito en el movimiento anterior. Al regresar a la mano cogeremos el brazo justo por delante del pliegue del codo, dejando reposar el antebrazo del receptor en nuestro antebrazo derecho. Comenzaremos entonces el amasado de pulgares con ambas manos: la izquierda irá por el interior y la derecha por el dorso del brazo. Debemos masajear desde el pliegue del codo hasta el hombro y viceversa.

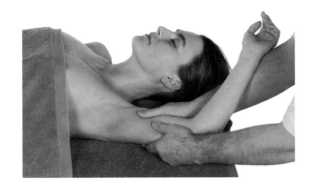

127. Vaciado venoso

Aún en la posición anterior, con la mano derecha sujetaremos el codo, colocando la izquierda por dentro del brazo, con la palma de la mano hacia arriba, apresándolo a modo de brazalete. Desde aquí ejerceremos una presión suave y deslizaremos la mano hacia el hombro. Al llegar al pliegue axilar, liberaremos la presión, giraremos la mano ligeramente hacia fuera y regresaremos al codo con un roce palmar.

Repetiremos el movimiento tres veces.

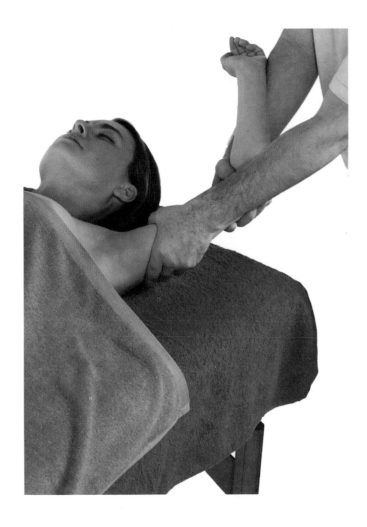

128. Círculos con el pulgar en el codo

Desde la posición anterior, bajaremos un poco
más hacia el hombro la mano derecha, la que
sujeta el brazo del receptor, y colocaremos el
pulgar de la mano izquierda en el contorno del
codo. Utilizando el pulgar, describiremos
círculos alrededor del codo y después
masajearemos con calma la zona.
Finalizaremos tomando el codo con toda la
mano, adaptándola a él, para hacer círculos
amplios y pausados con nuestra mano sobre el
codo, pero sin desplazarla.

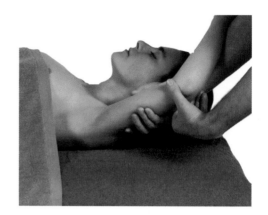

129. Rodillo con antebrazo en el brazo del receptor

Desde la posición final del movimiento
anterior, nos dirigiremos hacia el lateral de la
camilla mientras que bajamos el brazo
izquierdo del receptor con delicadeza y
cambiamos de manos. En este ejercicio nuestra
mano izquierda sujeta el brazo del receptor,
quien apoya su mano en nuestro antebrazo
izquierdo, al tiempo que con nuestro
antebrazo derecho nos apoyamos en el brazo
del receptor, justo por encima del codo, para
ejercer una suave presión deslizante con él que
nos llevará desde el codo al hombro, donde
abriremos hacia fuera el deslizamiento para
volver al punto inicial con un roce.

**Realizaremos este movimiento
cinco veces, formando
un movimiento continuo.**

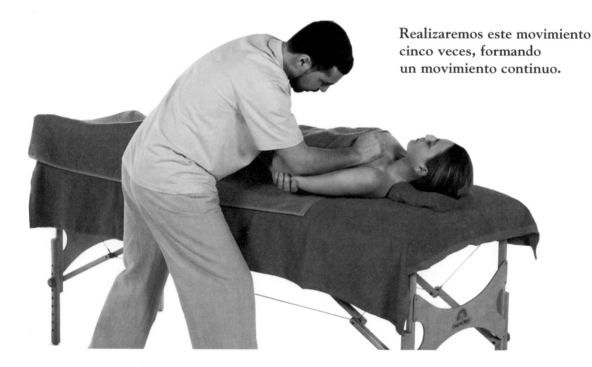

130. Amasado de pulgares en el antebrazo

Cogeremos el antebrazo y lo flexionaremos formando un ángulo de 90°, con la palma de la mano hacia nosotros. Colocaremos nuestras manos de forma que los pulgares queden en la parte interna del antebrazo, a la altura de la muñeca. Una mano va por delante de la otra. Subiremos desde la muñeca hasta el codo amasando con los pulgares todo el antebrazo interno. Luego bajaremos masajeando hasta llegar a la altura de la muñeca, colocaremos la mano del receptor con el dorso mirando hacia nosotros, y nuestros pulgares sobre el dorso del antebrazo, que es la zona que procederemos a masajear con un amasado igual al realizado en la zona interna.

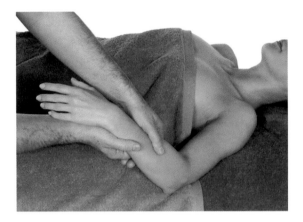

Primero amasaremos con los pulgares la parte interna del antebrazo y luego haremos el amasado en el dorso, momento que recoge la foto.

131. Vaciado en el antebrazo

Mantendremos el antebrazo formando un ángulo de 90°. Lo cogeremos con las dos manos, tomándolo a modo de brazalete. Con la derecha cogeremos la muñeca hacia dentro y con la izquierda hacia abajo, una por delante de la otra. Con la mano que hayamos situado más cercana al codo, empezaremos a ejercer una presión deslizante que nos lleve desde la muñeca al codo, como si exprimiéramos el antebrazo. Luego lo haremos con la otra, sincronizando el movimiento de forma que sea continuo y fluido.

Realizaremos este movimiento diez veces. Para finalizarlo cogeremos la mano del receptor con nuestra mano izquierda mientras que deslizamos la derecha por el brazo, desde la muñeca al hombro, en un roce de ida y vuelta del que saldremos con suavidad por la mano.

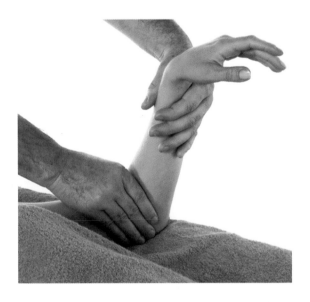

LA MANO

132. Abrir el dorso

Nos situaremos en posición adelantada a la altura de la cadera del receptor. Cogeremos su mano izquierda con ambas manos, dejando la palma hacia abajo. Nuestras manos deben estar lo más juntas posible, envolviendo la mano del receptor de modo que nuestros dedos queden en la palma de su mano, excepto los pulgares. Simultáneamente con las dos manos, efectuaremos un deslizamiento ejerciendo una presión suave, que vaya lentamente del centro hacia el exterior, tirando ligeramente hacia nosotros. Al llegar a los lados liberaremos la presión.

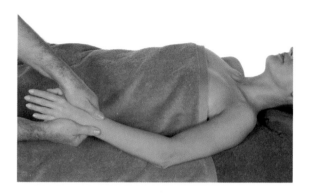

Repetiremos el movimiento tres veces.

133. Estirar los dedos

Con nuestra mano izquierda cogeremos el lado interno de la mano del receptor. Con la otra apresaremos a modo de pinza el dorso de la palma. Realizaremos una presión suave y luego círculos en espiral hasta salir con un estiramiento firme y suave por cada dedo. Lo haremos de uno en uno, hasta llegar al dedo medio, momento en el que cambiaremos las manos: la derecha sujetará y la izquierda realizará el movimiento descrito en los dedos restantes.

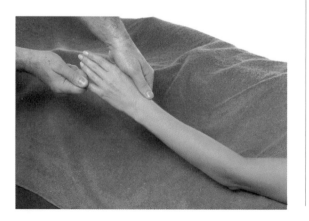

134. Amasado de pulgares en el dorso

Sujetaremos la mano del receptor con ambas manos. Los pulgares los mantendremos bien abiertos y los colocaremos sobre el dorso de la mano para realizar un amasado desde la base de los dedos hasta la muñeca. Cubriremos todo el dorso, siempre en dirección ascendente y de forma alterna: un pulgar y luego el otro.

Para terminar el ejercicio, repetiremos el movimiento 132.

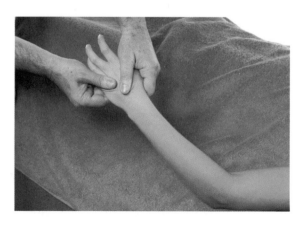

135. Amasado de pulgares en la palma

Giraremos la mano del receptor para que la palma quede hacia arriba. Cogeremos con nuestra mano izquierda el lado interno de la muñeca y abriremos el brazo ligeramente. A continuación entrelazaremos los dedos de nuestra mano derecha con los de la mano del receptor y abriremos su mano. Apoyaremos luego los pulgares en la palma de su mano y empezaremos a realizar un amasado de pulgares alterno, cubriéndola toda, incidiendo en el centro con el pulgar de nuestra derecha y por la base con el pulgar de nuestra izquierda.

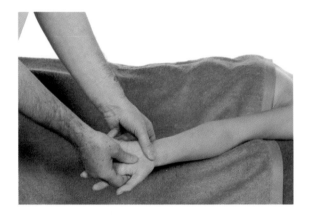

136. Círculos con la mano

Mantendremos entrelazadas nuestra mano derecha y la mano del receptor, sujetando su antebrazo con nuestra mano izquierda. Lentamente, describiremos círculos amplios con la mano del receptor.

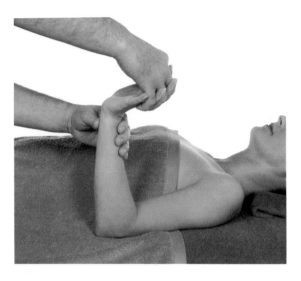

Realizaremos el movimiento en sentido antihorario y luego siguiendo las manecillas del reloj. Tres veces en cada sentido.

137. Abrir la palma

Desenlazaremos los dedos y apoyaremos la palma de nuestras manos en la de la mano del receptor, procurando que las bases de nuestras manos estén tocándose. Igual que hicimos en el movimiento 132, ejerceremos una presión lenta a la vez que tiramos hacia nosotros mientras separamos las manos. Al llegar a los lados liberaremos la presión.

Repetiremos el movimiento tres veces. Luego, repetiremos toda la serie de los brazos (movimientos 123 a 137) por el otro lado.

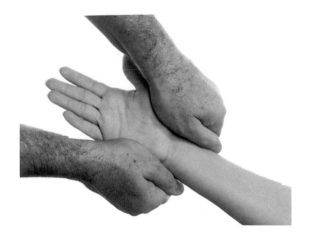

EL CUELLO Y LA CABEZA

Cada parte del cuerpo reúne unas características que la hacen única, pero el cuello y la cabeza son especialmente maravillosos. El cuello representa el puente de conexión entre la mente y el cuerpo. La riqueza de ramificaciones nerviosas y energéticas hace del cuello una zona vulnerable, pero también sensible al más leve roce. La cabeza es el espacio que guarda la razón y las funciones de todo el sistema nervioso.
Es fácil entender que el masaje en estas zonas resulta gratificante y a la vez liberador. Cuando las manos masajean el cuello y la cabeza, la tensión física y mental se disipa, irradiando nuevamente la energía de nuestra naturaleza interior.

138 Aplicar aceite en los hombros y el cuello

Volveremos a cubrir al receptor con la toalla, con los brazos por fuera si lo prefiere. Luego nos colocaremos en la cabecera de la camilla, por detrás de la cabeza del receptor, en posición adelantada. Nos untaremos las manos de aceite y lo aplicaremos sobre la piel del receptor con roces suaves en los hombros y el cuello. Debemos relajar las manos, deslizando los dedos por el contorno de los hombros hasta la base de la cabeza.

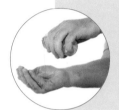

Aplicarnos aceite: Nos esparciremos aceite en los antebrazos y las manos realizando fricciones que sean suaves.

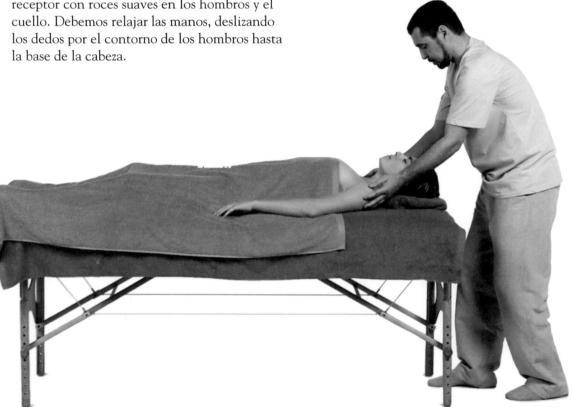

EL CUELLO

139. Deslizamiento palmar alterno

Nos mantendremos en la posición anterior. Giraremos las manos de manera que las puntas de los dedos se dirijan hacia la camilla, con las manos contorneando los hombros. Desde esa posición deslizaremos la mano izquierda hasta la base de la cabeza, siguiendo con suavidad el contorno de los hombros y del cuello. Cogeremos la cabeza y dejaremos que repose en la palma de nuestra mano. Luego haremos el mismo movimiento con la mano derecha, hasta que alcance la base del cráneo. En ese momento colocaremos la mano izquierda en el hombro para repetir nuevamente el deslizamiento.

Realizaremos el movimiento seis veces.

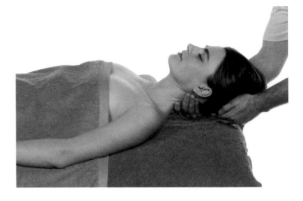

Sincronizaremos las manos, sintiendo que las yemas de los dedos surcan el reborde superior del omóplato y los lados de las cervicales.

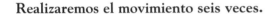

140. Tirar de la base del cráneo

Aún en la posición anterior, apoyaremos la cabeza del receptor lentamente sobre la camilla. Colocaremos las manos en sus hombros y ejerceremos una presión suave. Luego las deslizaremos simultáneamente hacia la base del cráneo y allí doblaremos los dedos formando una especie de garfio, para adaptarlos al surco de la base del cráneo (tal como podemos observar en la fotografía tomada desde abajo). Sujetaremos la cabeza del receptor con firmeza, sintiendo su peso mientras descansa segura sobre nuestras manos. Tiraremos luego de la nuca, despacio y progresivamente, aflojando seguidamente con delicadeza.

Haremos el movimiento cinco veces y lo terminaremos realizando de nuevo el movimiento 139.

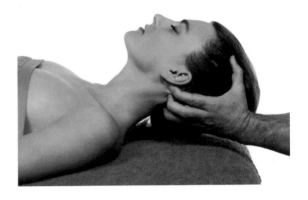

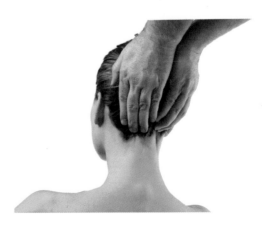

141. Rotación de la cabeza

Desde la misma posición a la cabecera de la
camilla, sujetaremos con ambas manos la
cabeza del receptor, con firmeza y suavidad.
Primero la giraremos lentamente hacia el lado
izquierdo, procurando que su mentón se
aproxime al hombro. Luego aflojaremos y
llevaremos la cabeza hacia el centro, desde
donde giraremos la cabeza hacia el hombro
derecho. Cada rotación debe coincidir con la
espiración del receptor y la nuestra.

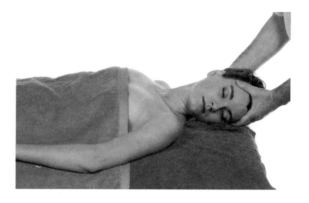

**Realizaremos el ejercicio varias veces,
hasta sentir que el receptor suelta la cabeza
y el giro gana amplitud.**

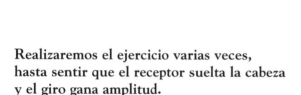

Precauciones: Trabajaremos despacio, observando el
rostro del receptor por si expresa dolor. Si así fuera, no
debemos forzar el giro: aflojaremos y llevaremos la
cabeza al centro.

142. Flexión lateral

Ahora sujetaremos la cabeza con ambas
manos, colocando los pulgares por detrás de
las orejas, sosteniéndola con las manos
relajadas pero con firmeza. Lentamente,
llevaremos la cabeza hacia el hombro derecho,
hasta que la oreja se aproxime tanto como sea
posible a él. Luego llevaremos la cabeza hacia
el otro lado. Después de hacer unas cuantas
flexiones laterales, dejaremos la cabeza
inclinada hacia el lado derecho y apoyaremos
nuestra mano derecha en ella, mientras que la
izquierda se apoya en el hombro izquierdo. Al
mismo tiempo tiraremos de la cabeza hacia el
lado derecho y del hombro hacia abajo,
ejerciendo una suave presión sobre él
produciendo un estiramiento progresivo
del cuello.

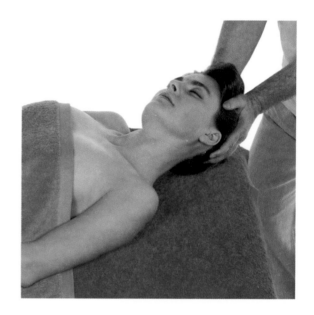

**Repetiremos el estiramiento tres veces por
cada lado y después repetiremos de nuevo el
movimiento 139.**

143. Deslizamiento con el canto de la mano

Cogeremos la cabeza con ambas manos y la levantaremos ligeramente, girándola primero hacia la derecha. La dejaremos reposar sobre nuestra mano derecha y con el canto de la mano izquierda haremos un deslizamiento con una presión suave que irá desde debajo del lóbulo de la oreja hasta el hombro, donde giraremos la mano colocando los dedos hacia la espalda y volveremos al punto inicial con un roce. Después de repetir los pases indicados por este lado, haremos el ejercicio sobre el otro lado.

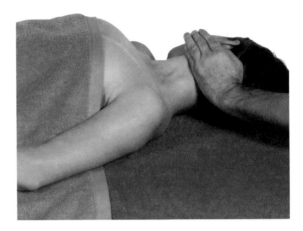

Repetiremos el movimiento cinco veces por cada lado.

144. Deslizamiento digital alterno

Colocaremos ambas manos sobre los hombros del receptor, con las puntas de los dedos dirigidas hacia la camilla. Deslizaremos las manos por el contorno de los hombros hasta alcanzar la base del cuello, donde situaremos las yemas de los dedos a los lados de las cervicales, con las palmas hacia arriba, soportando el peso de la cabeza. Ejerceremos una presión suave con los dedos, levantando ligeramente la cabeza. Mantendremos la presión y describiremos un círculo en el surco de las cervicales mientras tiramos despacio hacia nosotros. Liberaremos la presión y volveremos a reiniciar el movimiento, subiendo ahora desde la base del cuello a la del cráneo, donde realizaremos el masaje varias veces.

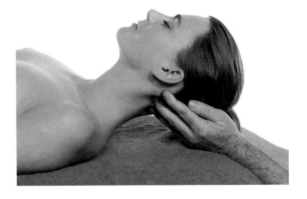

Realizaremos el masaje en círculos tres veces, progresivamente y en espiral, desde la base del cuello a la base del cráneo, siguiendo los lados de las cervicales.

137

143. Deslizamiento palmar en la espalda

Continuaremos en la cabecera de la camilla. Meteremos las manos y los antebrazos por debajo de la espalda del receptor progresivamente, hasta que éstas alcancen la zona lumbar o la mitad de la espalda, de modo que se arquee la espalda con suavidad. Cuando las manos se encuentran en la zona lumbar y a los lados de la columna vertebral, le pediremos al receptor que inspire y al soltar el aire deslizaremos las manos y los antebrazos por la espalda tirando hacia nosotros, siguiendo el surco paravertebral hasta la base del cráneo, donde realizaremos un suave estiramiento de la cabeza.

En este movimiento intentaremos hacerle sentir al receptor la totalidad de su energía y como ésta fluye por todo el cuerpo armónicamente.

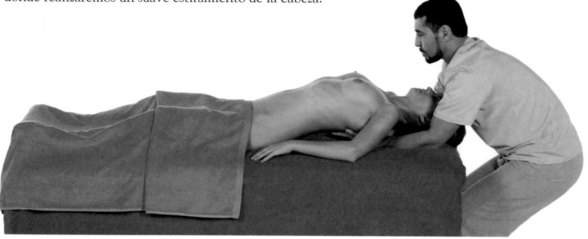

144. Deslizamiento palmar en media luna

Desde la cabecera de la camilla, cogeremos la cabeza del receptor con nuestra mano izquierda, dejando que descanse sobre la palma de nuestra mano. Inclinándonos ligeramente hacia delante, colocaremos la mano derecha en el hombro izquierdo del receptor, completamente relajada, dejando reposar nuestro antebrazo derecho sobre el pecho, justo por debajo de las clavículas. Realizaremos un roce con el antebrazo y la mano siguiendo la parte alta del pecho, hasta el hombro derecho. Cuando lo alcancemos, lo moldearemos con la mano y siguiendo su contorno llegaremos al cuello y de él a la nuca, donde sustituiremos la mano que sujeta la cabeza. Seguidamente realizaremos el movimiento por el otro lado.

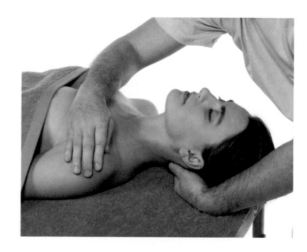

Realizaremos el movimiento tres veces por cada lado, con fluidez y armonía.

LA CABEZA

145. Fricción circular
en el cuero cabelludo

Cogeremos la cabeza del receptor con ambas manos, colocándolas por detrás de las orejas y con los pulgares por encima de ellas. Giraremos la cabeza hacia el lado derecho y dejaremos que la cabeza repose sobre nuestra mano derecha. Colocaremos la yema de los dedos de la mano izquierda en la base del cráneo y ejerceremos una presión suave, llevando a cabo un movimiento circular de fricción del cuero cabelludo. Con este masaje recorreremos la franja de la mitad de la cabeza, describiendo lentamente círculos amplios en espiral, abarcando desde la base del cráneo a la frente.

Haremos el movimiento descrito tres veces en un circuito de ida y vuelta. Luego giraremos la cabeza hacia el otro lado y repetiremos con la mano derecha todo el proceso.

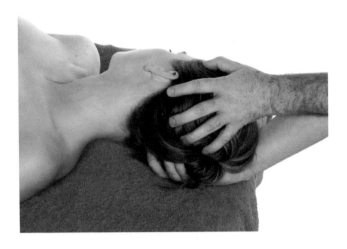

Colocaremos los dedos un poco doblados y bien abiertos y flexibles.

146. Fricción digital con ambas manos

Ahora colocaremos las manos en la parte posterior de la cabeza con las palmas huecas, de manera que éstas se adapten a ella. Curvaremos los dedos y los situaremos en el surco de la base del cráneo. Ejerciendo una presión suave, realizaremos una fricción digital trazando círculos en espiral con los dedos de ambas manos. A medida que describimos los círculos aflojaremos la presión, hasta que alcancemos la frente, donde deslizaremos las manos por los lados de la cara hasta la nuca, y repetiremos el movimiento una vez más.

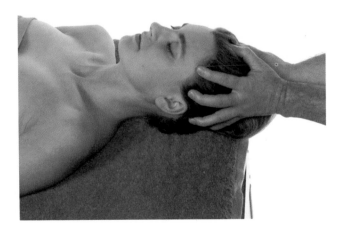

147. Cascada digital

Colocaremos las manos con suavidad en la parte superior de la cabeza. Separaremos los dedos y los curvaremos formando un peine. Situaremos las yemas en el nacimiento del cabello y comenzaremos a deslizar una mano tras otra hacia atrás, lentamente y bien sincronizadas. De ese modo cubriremos en franjas toda la cabeza, desde delante hacia atrás. Luego repetiremos el movimiento tirando del cabello con suavidad.

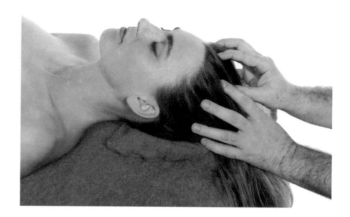

148. Roce digital suave

A partir del movimiento anterior realizaremos unos roces digitales suaves, casi superficiales, desde la frente hacia atrás. Primero lo haremos alternativamente, una mano tras otra. Después lo haremos de forma simultánea, con una mano al lado de la otra. Es importante que este movimiento lo realicemos con lentitud y sensibilidad, como si sólo rozásemos el espacio que existe entre nuestros dedos y la cabeza del receptor.

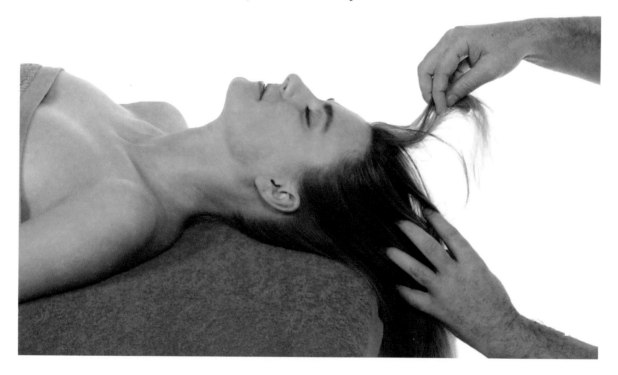

LA CARA

149. Roce palmar alterno en la frente

Colocaremos la mano izquierda horizontalmente sobre la frente, justo por encima de las cejas, con la punta de los dedos dirigida hacia la derecha. La mano debe reposar relajada, adaptándose con suavidad a la frente. Iniciaremos un roce palmar hacia atrás, hacia la cabeza, con ella. Cuando alcancemos la línea del nacimiento del cabello colocaremos en la frente la mano derecha, también horizontalmente y con los dedos dirigidos hacia la izquierda, y empezaremos con ella el mismo movimiento que el descrito con la mano izquierda.

Realizaremos el roce palmar diez veces, con una mano tras otra bien sincronizadas.

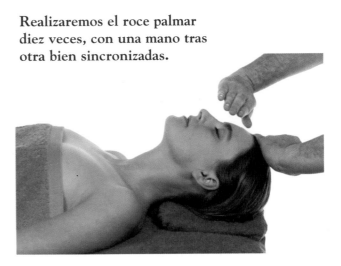

150. Roce en cuatro líneas

Colocaremos los pulgares sobre la base del entrecejo, paralelos entre sí. Ejerceremos una presión suave y sostenida mientras avanzamos con ellos hacia la frente. Justo cuando estén por encima de las cejas los separaremos, abriéndolos horizontalmente hasta las sienes. Los volveremos a colocar en el punto inicial y repetiremos tres veces más, pero subiendo en cada una de ellas un poco más arriba antes de abrir los pulgares hacia los lados.

151. Roce verticales

Ahora pondremos los pulgares nuevamente sobre el entrecejo: uno por delante del otro y paralelos entre sí. Primero deslizaremos hacia la frente el que esté más arriba, hasta alcanzar el nacimiento del pelo, momento en el que subiremos el otro. Realizaremos el movimiento desplazando los pulgares de forma que cubramos toda la frente con franjas verticales: primero hacia el lado derecho y luego hacia el izquierdo.

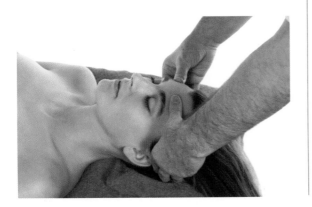

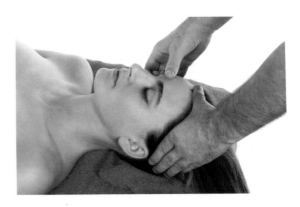

152. Roce palmar doble en la frente

Colocaremos las manos horizontalmente en la frente del receptor, con sus bases lo más juntas posible y la punta de los dedos hacia los lados. Relajaremos las muñecas y dejaremos que las manos cubran la frente con suavidad. Realizaremos un roce palmar simultáneo hacia los lados, separando las manos al mismo tiempo con lentitud y armonía. Cuando la base de las manos toque las sienes ejerceremos una presión suave, liberándola seguidamente. Alzaremos una mano, y la reposaremos en la frente. Luego haremos lo mismo con la otra mano.

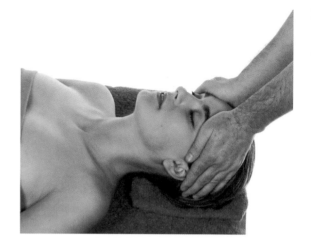

Realizaremos el movimiento descrito seis veces.

153. Presión suave en las cejas

Colocaremos los dedos índices horizontalmente en el arco superior del orbicular, justo por debajo de las cejas, con las puntas hacia el entrecejo. Los pulgares los situaremos por encima de las cejas, paralelos a los dedos índices. Desde esa posición masajearemos las cejas realizando una presión suave con los índices contra los pulgares, describiendo círculos y desplazando progresivamente los dedos hacia fuera.

Repetiremos el movimiento tres veces.

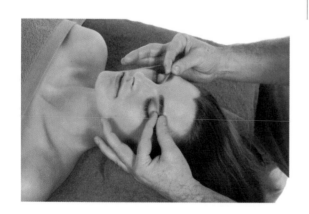

154. Roce de pulgares en los párpados

Colocaremos los pulgares paralelos entre sí, a los lados de la nariz, con la punta hacia delante, de modo que su yema toque los pómulos y la base se apoye en la frente, justo por encima de las cejas. Desde ahí realizaremos un roce sobre los párpados abriendo los pulgares hacia los lados, con lentitud y suavidad.

Repetiremos el movimiento tres veces.

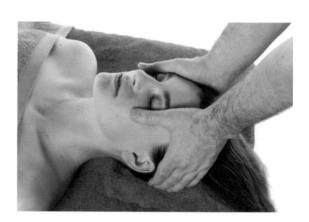

155. Presión suave en las sienes

Colocaremos las palmas sobre los lados de la cabeza con mucha suavidad. Los dedos debemos mantenerlos juntos y dirigirlos hacia abajo, apoyando las yemas sobre las sienes. Aplicaremos una presión suave y continua, describiendo círculos lentos y serenos.

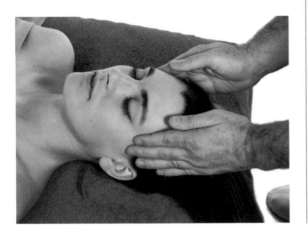

156. Presión digital suave

Llevaremos las manos a la nariz, situando las yemas de los dedos medios en los hoyuelos que se encuentran a los lados de las aletas. Ejerceremos una presión suave con ellos, y luego la liberaremos, deslizándolos hacia los lados con suavidad.

Repetiremos el ejercicio tres veces.

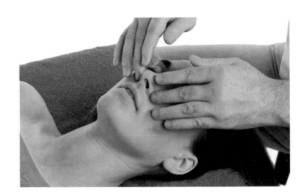

157. Deslizamiento pulgar en el maxilar

Colocaremos el pulpejo de los pulgares y los dedos índices rebordeando los labios, con las puntas tocándose entre sí, y los demás en el mentón.Ejerceremos una presión suave y uniforme, deslizando las manos hacia las mejillas.

Precauciones: Cuando realicemos el deslizamiento pulgar en el maxilar evitaremos tirar de los labios del receptor.

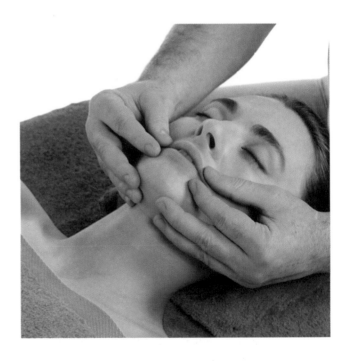

Repetiremos tres veces el deslizamiento con suavidad, variando la presión cada vez.

158. Deslizamiento palmar en la mandíbula

Colocaremos las manos de forma que las palmas se adapten a la mandíbula, con la punta de los dedos tocándose en el mentón. Desde ahí ejerceremos una presión suave y deslizaremos las manos lentamente hacia atrás, hasta que toquemos las orejas con las puntas de los dedos.

Repetiremos el ejercicio tres veces.

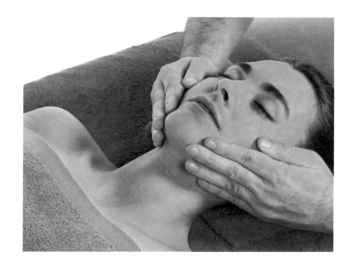

LAS OREJAS

159-. Amasado con los pulgares en el dorso de la oreja

Colocaremos el pulpejo de los pulgares en la parte posterior de las orejas, con los dedos índices doblados, formando entre ellos y los pulgares una pinza. Ejerceremos una presión suave y masajearemos el dorso de las orejas con los pulgares, desde el lóbulo a la parte superior y luego a la inversa.

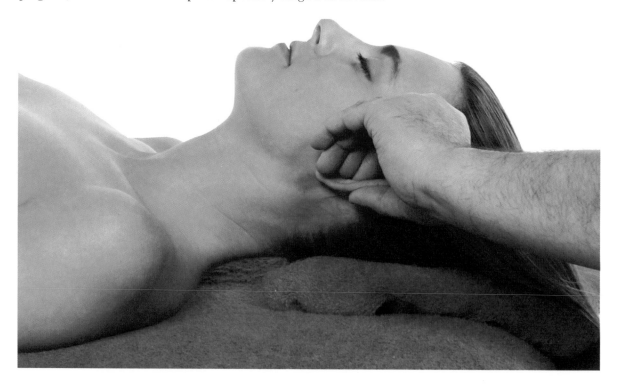

160. Amasado de pulgares en la oreja

Desde la posición del movimiento anterior giraremos las manos y colocaremos el pulpejo de los pulgares en la parte anterior de las orejas. Situaremos los pulgares en el lóbulo auricular y ejerceremos una presión suave, comenzando a masajear el pabellón de las orejas describiendo círculos en espiral. Apretaremos y tiraremos de ellas delicadamente, y luego aflojaremos. Debemos cubrirlas por completo con el masaje, recorriendo sus rebordes y surcos.

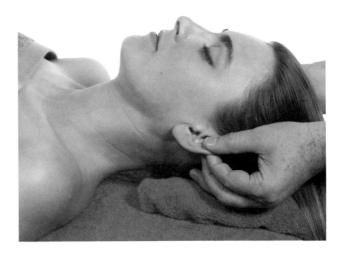

Para finalizar, situaremos todas las yemas por detrás de la oreja, excepto los pulgares, y ejerceremos una presión suave que tire hacia fuera de las orejas con delicadeza. Esta última parte la haremos tres veces.

161. Caracola palmar

Ahuecaremos las palmas de las manos y las colocaremos sobre las orejas, adaptándolas con suavidad hasta cubrirlas completamente. Las mantendremos tapadas unos diez segundos, ejerciendo una presión suave que luego aflojaremos para a continuación volver a presionar.

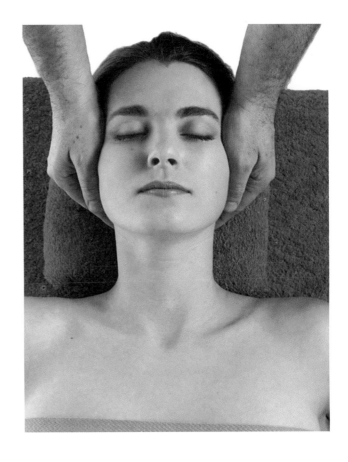

Con este ejercicio el receptor escuchará el sonido profundo del mar, en un sucesivo oleaje que le permitirá conectarse con la esencia de la vida.

CONCLUIR EL MASAJE

«Vuelve a menudo y tómame,
sensación amada vuelve y tómame,
cuando despierta la memoria del cuerpo...
y se sienten las manos como si tocaran de nuevo.»

Estos versos del poeta Cavafis resumen el valor profundo y esencial del
tacto. El masaje quizá sea la única creación de la humanidad que nos
permite aproximarnos vagamente a ese espacio luminoso donde el
cuerpo y el espíritu constituyen una unidad.

162. Cubrir los ojos

Ahuecaremos las palmas de las manos y las
aproximaremos despacio a los ojos. Con
delicadeza, apoyaremos la yema de los dedos
medios sobre el lagrimal mientras dejamos que
el resto de la mano se amolde a la cavidad
ocular. Relajaremos las muñecas para permitir
que la base de nuestras manos se acople a los
lados de la cabeza. Nos mantendremos así
durante unos tres minutos, respirando en
silencio y transmitiendo la calidez de nuestras
manos al receptor. Finalizaremos separando
con delicadeza las manos de los ojos.

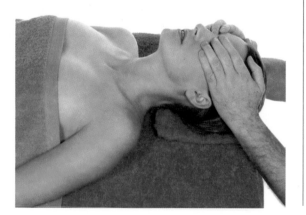

163. Roce de antebrazos y manos

Ahora juntaremos las palmas y separando los
brazos dejaremos que el canto de nuestras
manos descanse sobre el plexo del receptor.
Lentamente deslizaremos hacia nosotros las
manos a través del esternón, dejando que los
antebrazos rocen con sutileza los lados del
rostro del receptor. Finalizaremos el roce en la
cabeza, culminando el ciclo que integra la
energía de la tierra y el cielo.

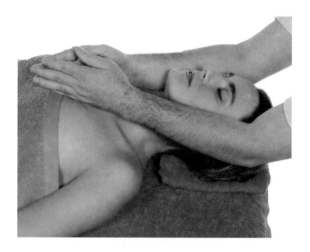

164. Roce sutil de pulgares

Para finalizar el masaje nos situaremos en el lado derecho del receptor adoptando la posición natural, frente a su torso. Reposaremos el pulpejo del pulgar izquierdo en el entrecejo y el derecho en el esternón, ambos con delicadeza y serenidad. Respiraremos profundamente y en silencio, observando también la respiración del receptor para deslizar con un roce suave los pulgares en el momento de la exhalación, uno hacia la cabeza y el otro hacia el abdomen, para salir sutilmente y realizar una imposición de manos sobre el abdomen y el rostro, como se aprecia en la fotografía de abajo. En la imposición de manos no se realiza ningún tipo de presión, éstas se encuentran ligeramente tocando la piel, como una gota de luz que contiene la esencia que habita en nuestro ser.

**Realiza unas diez respiraciones profundas y silenciosas, con una atención consciente.
Deja reposar al receptor entre cinco y diez minutos, permitiéndole que se recree en sus sensaciones.**

Quinta parte

Una visión de anatomía

En la aplicación del masaje para el cuerpo y las emociones no es necesario conocer en profundidad la anatomía del cuerpo humano; sin embargo, es importante tener nociones de su estructura y funcionamiento, ya que esto nos ayudará a orientarnos mejor en el momento de aplicar el masaje. Es importante que el masajista desarrolle una sensibilidad que le permita una visión más allá de lo que toca, de modo que pueda seguir con sus manos las diferentes partes del cuerpo, reconociendo lo que encuentra debajo de la piel.

EL ESPACIO CORPORAL

Es fundamental apreciar el asombroso fenómeno que representa el cuerpo humano, cuya geografía está formada por un conjunto de estructuras funcionales que se combinan y organizan de una manera admirable.

En toda la dimensión de la anatomía humana se aprecia un diseño perfectamente organizado, con un delicado equilibrio interior de interdependencia en sus diversas partes, que le permite funcionar como una unidad armónica en continuo movimiento.

Dentro de este espacio corporal también encontramos los cuerpos energético, emocional y psíquico, que se manifiestan a través de las estructuras físicas que forman nuestro organismo.

La piel

Después del cerebro, la piel es el órgano vital más importante. Una de las múltiples funciones que desempeña es protegernos del mundo exterior, pero también nos permite comunicarnos con él; de hecho, por el sentido del tacto percibimos las sensaciones de temperatura, presión, dolor, extensión, textura y forma de los objetos. Dichas sensaciones se captan gracias a los miles de terminaciones nerviosas libres que se hallan distribuidas por toda su superficie.

Desde el punto de vista estructural, la piel se compone de dos partes principales: la epidermis, que es la capa externa, y la dermis, que es la capa interna o tejido subcutáneo. Las células más profundas de la epidermis se reproducen continuamente para sustituir a las de la superficie externa, que se desprenden por millones cada día. En las células de la epidermis también se produce el pigmento llamado melanina, que es uno de los factores que determina el color de la piel.

La dermis se encuentra directamente debajo de la epidermis y está formada por tejidos conectivos fibrosos resistentes. En la dermis existen cientos de terminaciones nerviosas, las raíces pilosas, y las glándulas sudoríparas, que eliminan los residuos y ayudan a enfriar el cuerpo a través de la transpiración.

Alrededor de un tercio de la sangre circula por la dermis, es por ello que el masaje incide favorablemente en la circulación sanguínea y linfática, facilitando a su vez un mejor transporte de oxígeno y nutrientes a las células.

El sistema óseo

Los huesos y los ligamentos, unidos por los cartílagos, forman el sofisticado armazón al que llamamos esqueleto, que se compone por un total de 205 huesos que sostienen y dan forma al cuerpo, a la vez que proporcionan protección a los delicados órganos internos, como el corazón, los pulmones, el cerebro...

En el interior de los huesos se encuentra alojada y protegida la médula ósea, en la cual se desarrollan las células sanguíneas, y la propia sustancia ósea, que contiene un depósito de calcio y de otras sales que pueden ser retirados de él cuando se requieren.

El sistema muscular

Los huesos y las articulaciones proporcionan la acción de la palanca y constituyen la estructura de sostén del cuerpo, pero no son capaces de mover a este último por sí mismos. De ello se encarga el sistema muscular que es el responsable de producir todos los movimientos del cuerpo. Cada movimiento es una función esencial que se produce como resultado de la contracción o relajación de algún músculo o grupo de músculos. Junto con el sistema óseo, el sistema muscular forma el sistema locomotor, que es el que permite el movimiento corporal.

Los movimientos corporales son muy diversos e incluyen movimientos externos o «de acción» como caminar, coger un objeto, girar la cabeza, sentarse, etc. Estos movimientos se realizan por una acción coordinada entre huesos, articulaciones y músculos. Además existen otro tipo de acciones musculares denominadas movimientos internos o de «apoyo a la vida», efectuados por la actividad

Las articulaciones

Las articulaciones unen dos a más huesos entre sí. A excepción del hueso hioides del cuello, donde se inserta le lengua, todos los huesos del cuerpo humano se encuentran articulados por lo menos a otro hueso.

La función esencial de las articulaciones es proporcionar estabilidad y movimiento al cuerpo; según qué huesos unan su estructura puede variar considerablemente. Existen las articulaciones móviles, como las de las extremidades o las que no implican movimiento, como es el caso de las articulaciones del cráneo adulto.

Según los puntos de unión las articulaciones se pueden agrupar y definir en tres clases:

- **Articulaciones fibrosas o sinartrosis:** Éstas se encuentran en el cráneo, se les conoce como suturas y se han considerado como articulaciones inmóviles; sin embargo, la osteopatía se fundamenta en la existencia de una movilidad relativa de los huesos del cráneo entre sí, al igual que en otras funciones rítmicas del cuerpo humano.

- **Articulaciones cartilaginosas o anfiartrosis:** Éstas articulaciones presentan cierta movilidad, y están formadas por una cantidad apreciable de cartílago entre dos huesos adyacentes, como entre el cúbito y el radio, entre los cuerpos de las vértebras en la columna y también entre los dos huesos púbicos. Los cartílagos que forman estas articulaciones son de naturaleza fibrosa, lo cual limita la capacidad de movimiento.

- **Articulaciones sinoviales o diartrosis:** Éstas articulaciones están tapizadas por una membrana o cápsula que contiene una sustancia lubricante denominada líquido sinovial, gracias a la cual poseen una gran capacidad de movilidad, lo que les confiere una gran importancia desde el punto de vista funcional. Este grado considerable de movimiento permite los desplazamientos corporales más importantes. Algunas de estas articulaciones son la cadera, las rodillas, los codos, los hombros, los tobillos, etc. Cuando se masajean estas articulaciones y las zonas próximas a ellas, se estimula la producción de líquido sinovial.

de los músculos: el latido del corazón, las contracciones del estómago durante la digestión, o el movimiento del tórax, el diafragma y el abdomen durante la respiración.

El tejido muscular también participa en la conservación de la postura corporal, como ocurre cuando estamos sentados o de pie. Otra de las principales funciones de los músculos es la producción de calor por medio de su contracción, lo cual constituye un mecanismo importante para la conservación de la temperatura corporal.

Existen tres tipos de músculos según sea su localización y la forma del tejido:

- **Estriados:** Estos músculos son los que se insertan en los huesos y presentan una notable estriación transversa, pudiéndolos contraer a voluntad.

- **Lisos:** Estos músculos recubren las paredes de órganos internos huecos, como por ejemplo los vasos sanguíneos, estómago e intestinos, y sus movimientos son involuntarios, con excepción de la vejiga, que puede ser controlada voluntariamente.

- **Cardíaco:** Este músculo recibe tal denominación porque forma las paredes del corazón, y aunque está constituido por fibras estriadas su movimiento es involuntario.

El masaje ofrece al sistema muscular grandes beneficios, ya que reduce notablemente la rigidez muscular, eliminando las sustancias que se acumulan en el tejido conectivo, y suministra sangre fresca a los tejidos musculares, eliminando los espasmos musculares y el estrés físico.

El sistema nervioso

El sistema nervioso, junto con el sistema endocrino, controla y coordina las funciones de todas las partes que integran el cuerpo. En su concepción más simple, constituye un centro de regulación que con una red de comunicación recibe y transmite información a todo el cuerpo por medio de señales eléctricas. En los seres humanos, el sistema nervioso lleva a cabo dos funciones generales; la primera de ellas es la de estimular a los músculos para que produzcan el movimiento, y la segunda, la de regular el funcionamiento corporal, en unión con el sistema endocrino.

Desde un punto de vista estructural o anatómico, el sistema nervioso global puede dividirse en un sistema nervioso central y en un sistema nervioso periférico. El central se encuentra constituido por el cerebro y la médula espinal. El periférico comprende los nervios, los ganglios y los receptores especializados.

La vida humana tal como la conocemos no sería posible sin el sistema nervioso. Los músculos se contraen voluntaria o involuntariamente sólo cuando reciben un impulso nervioso, y como los sistemas vitales de circulación y respiración dependen del movimiento muscular, es obvio que no podríamos vivir mucho tiempo sin el sistema nervioso, que percibe los cambios internos y externos, los descifra y genera las respuestas que ayudan a conservar el funcionamiento corporal.

Los efectos del masaje sobre el sistema nervioso son evidentes de inmediato, ya que se experimenta una sensación de bienestar general. Las técnicas de masaje suave y expansivas producen cambios mensurables en la frecuencia cardíaca y en la respiración, y también influyen favorablemente en otros sistemas, como el inmunitario.

El sistema circulatorio

La circulación de la sangre es constante dentro de una red cerrada de venas, arterias y vasos capilares, y se produce gracias a los movimientos de bombeo del corazón: sístole y diástole. La sangre transporta a los tejidos corporales el oxígeno y el alimento necesario para garantizar la supervivencia y el crecimiento.

Por medio del aparato o sistema circulatorio se produce un enlace directo o indirecto entre cada célula individual y los órganos. Cada célula del cuerpo tiene una comunicación muy rápida con los pulmones para satisfacer sus necesidades de oxígeno o para eliminar el dióxido de carbono. También sucede así con el aparato digestivo, de modo que pueden recibir sus nutrientes, al igual que utiliza los riñones para eliminar los desechos celulares.

En el sistema circulatorio se integran el sistema sanguíneo y el sistema linfático; el primero está formado por el corazón, la sangre y los vasos capilares sanguíneos. El linfático está constituido por la linfa (un líquido parecido al plasma) y los ganglios y vasos linfáticos. El sistema linfático no tiene una bomba comparable al corazón, pero cuenta con toda una red de vasos que drenan y filtran el líquido tisular, para luego reincorporarlo al torrente sanguíneo, gracias a la existencia de una válvula que se encuentra en los vasos linfáticos y que permite la circulación en una sola dirección.

El masaje influye favorablemente en la calidad y la cantidad del flujo sanguíneo del sistema circulatorio. Se ha observado científicamente que el masaje mejora la circulación, especialmente el retorno venoso y linfático. También está demostrado que previene y mejora los trastornos producidos por una circulación deficiente, ya que disminuye la viscosidad de la sangre, lo cual permite una mejor fluidez del líquido plasmático, favoreciendo la nutrición celular.

EL CUERPO ENERGÉTICO

Cuando se intenta una comprensión del cuerpo humano es importante tener presente no sólo su parte material o física, sino también su parte sutil o energética, donde están localizadas la mente, las emociones y el alma, que si bien resultan invisibles a nuestros ojos, tienen una importancia determinante en nuestra salud y bienestar general.

La energía es la fuerza de la vida, que circula a través de nuestro cuerpo activando e impulsando todas las funciones y los procesos fisiológicos.

La concepción de esta energía vital se encuentra ampliamente desarrollada en el pensamiento oriental, por lo cual todas las medicinas ancestrales de Oriente se fundamentan en la existencia de un cuerpo energético, formado por canales o ríos por los cuales circula la energía o fuerza vital.

Por su importancia y antigüedad mencionaremos la medicina Ayurvédica de la India y la medicina tradicional China, para definir los términos utilizados al denominar las partes que conforman el cuerpo energético. En la medicina Ayurvédica la energía vital es conocida como *Prana*, y el término sánscrito *Nadi*, que significa conducto o vasija, define los canales que transportan el Prana a través de nuestro cuerpo sutil, y que forman una red invisible que recorre todo el organismo. Dentro de este sistema se encuentran los centros de energía conocidos como *Chakras*, que son puntos de confluencia y compenetración de lo psíquico y lo físico, de ahí que se les atribuyan cualidades psicofísicas.

En la medicina tradicional China la energía es denominada *Qi* o *Chi*, y los canales que la transportan son conocidos como *meridianos*, que se encuentran distribuidos por todo el cuerpo y a su vez se les asocia a los órganos internos, así como a los músculos, a las emociones y a los elementos que componen el ciclo de la naturaleza.

Aunque en el mundo occidental el concepto del cuerpo energético parezca nuevo, Galeno, médico de la antigua Grecia, ya se refería a la energía que habitaba en el cuerpo como «Neuma», y los alquimistas medievales denominaron «Fluido vital» a la energía esencial que constantemente fluye a través del cuerpo. En esa época la filosofía occidental se encontraba más próxima al mundo natural, por lo cual era más afín a la filosofía oriental, hasta que el Renacimiento revolucionó el pensamiento, y atraídos por el saber se comenzó a estudiar la anatomía, siendo entonces cuando la filosofía científica plantea nuevos conceptos de naturaleza, basándose en la exaltación del individuo con valor y personalidad propios, independiente de los sistemas vivientes que lo rodean, asumiendo que la belleza y la salud del cuerpo humano dependían de los nuevos hallazgos anatómicos y que podíamos dominar y explotar la naturaleza sin ser afectados por ella.

Este cambio en el pensamiento del mundo occidental ha significado un distanciamiento de nuestra propia naturaleza, al considerar el cuerpo humano como una máquina de piezas anatómicas, independientes del conjunto que forma la unidad cuerpo-mente-espíritu.

Las terapias psicofísicas, como la que se propone en este libro, buscan mantener o restablecer una relación equilibrada y armónica entre el pensamiento y las emociones, dándole forma a nuestra vida al encontrar una comunicación entre nuestro cuerpo físico y energético, entendiendo que ambos integran una unidad indivisible.

BIBLIOGRAFÍA

DAVID, PHYLLIS: *El poder del tacto*, Barcelona, Paidós, 1991

DOWNING, GEORGE: *El libro del masaje*, Barcelona, Urano, 1987.

GASCOIGNE, Stephen: La medicina china, Barcelona, Integral, 1998.

GILLANDERS, ANN: *Reflejoterapia en casa*, Barcelona, RBA Libros, 1998

GINGER, ANNE/SERGE: *La Gestalt una terapia de contacto*, México D.F., Manual Moderno, 1993

GUNTHER, BERNARD: *Sense relaxation*, California, Newcastle, 1986

VV. AA.: *El arte del masaje*, Barcelona, Integral, 1989

JOLLY, LUCIANO: *Masaje dulce*, Barcelona, De Vecchi, 1994

LELEU, GÉRALD: *Las caricias*, Barcelona, Plaza y Janés, 1997

MONTAGU, ASHLEY: *El sentido del tacto*, Madrid, Aguilar, 1981

MOORE, KEITH: *Anatomía con orientación clínica*, Madrid, Panamericana, 1993

PLASENCIA, JUAN JOSÉ: *El Masaje tradicional tailandés*, Barcelona, RBA Libros, 2000

PLASENCIA, JUAN JOSÉ: *Tui-na; masaje terapéutico chino*, Barcelona, Océano (en prensa)

PLATZER, Werner: Atlas de anatomía, Tomo 1: aparato locomotor, Barcelona, Ediciones Omega, 1995.

R. OLSON, Todd: Atlas de anatomía humana, Barcelona, Masson, 1997.

SIRVANDA YOGA VEDANTA CENTRE: *Yoga mente y cuerpo*, Madrid, Javier Vergara Editor, 1996

DIRECCIONES ÚTILES

JUAN JOSÉ PLASENCIA
Apartado de Correos 31078
08080 Barcelona (España)
Tel.: (34) 610 75 67 76

KINETENA®
ESCUELA DE TERAPIAS ALTERNATIVAS
Av. Mistral nº 18, Entlo. 4ª
08015 Barcelona (España)
Tel/fax: (34) 93.292.44.85
e-mail: kinetena@yahoo.es
www. Kinetena.com
   Imparte cursos de fin de semana, básicos y de for-
   mación profesional. Además ofrece información
   sobre los terapeutas que están especializados en
   este tipo de masaje en España.

ESALEN INSTITUTE
Highway 1, Big Sur
CA 93920
Tel: (831) 667.3005
e-mail: emba@esalen.org
www.esalenmassage.org

THE CENTER
Enweg 3, Ch
8006 Zürich
Switzerland
Tel: (01) 364.10.08
Fax: (01) 364.10.18
e-mail: thecenter@esalench.com
www.esalench.com